reinhardt

mensch & tier

Diana Ladner • Georgina Brandenberger

Tiergestützte Psychotherapie mit Kindern und Jugendlichen

Hund und Pferd therapeutisch einbeziehen

Mit 18 Abbildungen

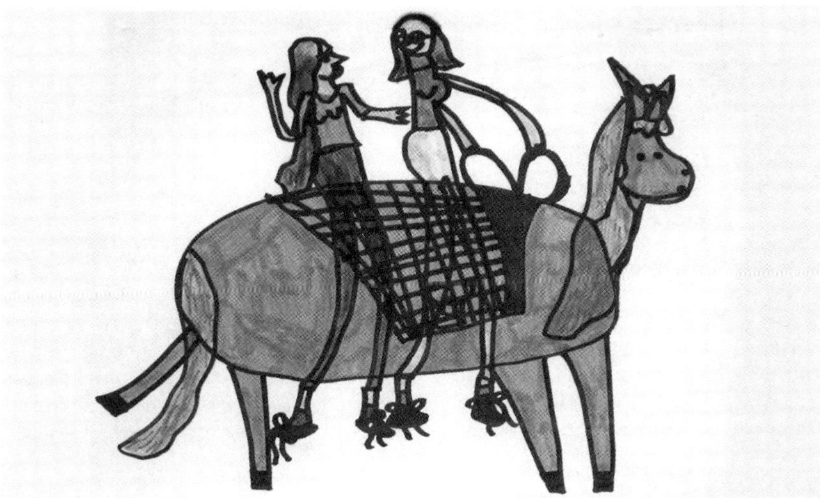

Ernst Reinhardt Verlag München

Diana Ladner, Tägerwilen (Schweiz), Fachärztin für Kinder- und Jugendpsychiatrie und Psychotherapie, Fachkraft für tiergestützte Therapie (ESAAT) sowie pferdegestützte Psychotherapie (IPTh). Sie bietet tiergestützte Behandlungen in ihrer eigenen Praxis an.

Dr. *Georgina Brandenberger*, Oetwil am See (Schweiz), Fachärztin für Kinder- und Jugendpsychiatrie (FMH), Reittherapeutin (SG-TR) und Psychotherapeutin mit eigener Praxis. Sie setzt ihre Islandpferde in der Psychotherapie mit Kindern und Jugendlichen ein.

Bibliografische Information der Deutschen Nationalbibliothek

Die Deutsche Nationalbibliothek verzeichnet diese Publikation in der Deutschen Nationalbibliografie; detaillierte bibliografische Daten sind im Internet über <http://dnb.d-nb.de> abrufbar.

ISBN 978-3-497-02736-1 (Print)
ISBN 978-3-497-60696-2 (PDF-E-Book)

Printed in EU
Covermotiv und Abbildung 3.7: Selina Hersperger, Meilen (Schweiz).
Abbildung 1.2 („Mayka"): Susanne Stolle, Überlingen.
Satz: FELSBERG Satz & Layout, Göttingen

Ernst Reinhardt Verlag, Kemnatenstr. 46, D-80639 München
Net: www.reinhardt-verlag.de E-Mail: info@reinhardt-verlag.de

Inhalt

1 Einleitung

Die beiden Autorinnen, beides Kinder- und Jugendpsychiaterinnen, arbeiten seit Jahren als Psychotherapeutinnen – auch tiergestützt mit Hunden und Pferden – und zeigen in diesem Buch ihre Erfahrungen praxisnah mit vielen Fallbeispielen auf.

Im einleitenden ersten Teil des Buches werden der Stand der Forschung im Jahr 2017 und die Wirkfaktoren in der tiergestützten Psychotherapie erläutert.

Im zweiten Teil werden die wichtigsten Störungsbilder in der Kinder- und Jugendpsychiatrie kurz dargestellt.

Praxisorientiert wird im dritten Teil über Ausbildung und Anforderungen, Indikationen, Rahmenbedingungen, ethische Grundsätze und Grundlagen der Therapieplanung in der tiergestützten Psychotherapie mit Kindern und Jugendlichen berichtet. Therapieziele und Interventionen werden nach Setting, Behandlungsphasen, Alter mit Entwicklungsaufgaben und Therapierichtungen dargestellt und anhand anschaulicher Fallvignetten zur Psychotherapie mit Hund und Pferd bei den einzelnen Störungsbildern veranschaulicht. Das Buch soll einen Einblick des Einbezugs von Pferden und Hunden in der Psychotherapie bei Kindern und Jugendlichen vermitteln.

In einem Serviceteil am Ende des Buches sind Adressen zu Verbänden und Ausbildungsträgern zur tiergestützten Psychotherapie zu finden.
Das Buch richtet sich an

- Psychotherapeuten (z. B. Ärzte, Psychologen, Sozialpädagogen oder Heilpraktiker), die Kinder und Jugendliche tiergestützt behandeln,
- Fachkräfte für tiergestützte Therapie und Pädagogik, die störungsspezifisches Wissen und Behandlungsmöglichkeiten vertiefen möchten und
- interessierte Fachpersonen, die mit psychisch erkrankten Kindern und Jugendlichen arbeiten und mehr über die Möglichkeiten und Grenzen der tiergestützten Psychotherapie erfahren möchten.

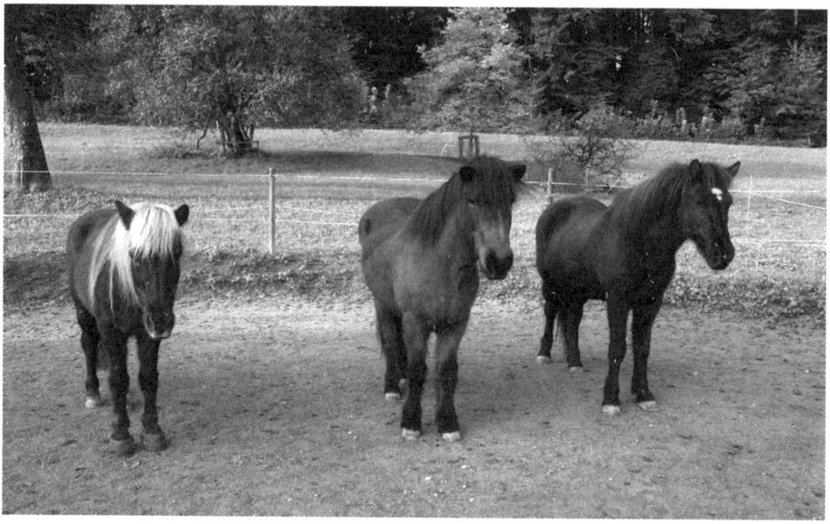

Abb. 1.1: Assa, Ljufa und Raena (im Einsatz bei Georgina Brandenberger)

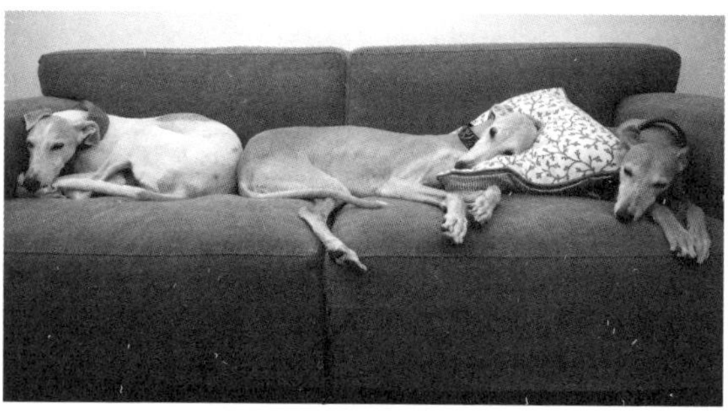

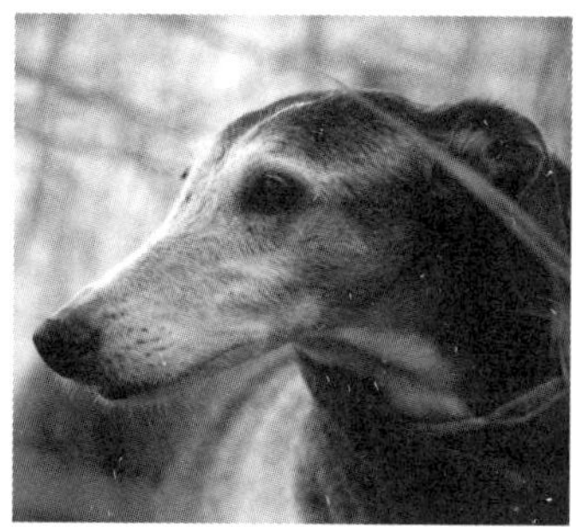

Abb. 1.2: Jade, Yoly, Enya (von links nach rechts) und Mayka – die Hunde im Einsatz bei Diana Ladner

Zur besseren Lesbarkeit haben wir in diesem Buch für alle Personen die männliche Form verwendet. Selbstverständlich ist die weibliche Form immer mitgemeint.

„Was ist der Mensch ohne die Tiere? Wären alle Tiere fort, so stürbe der Mensch an großer Einsamkeit des Geistes. Was immer den Tieren geschieht, geschieht bald auch den Menschen. Alle Dinge sind miteinander verbunden" (Indianer-Häuptling Seattle 1855).

An dieser Stelle möchten wir uns herzlich bedanken bei

- Marianne Gäng, Pionierin des Heilpädagogischen und Therapeutischen Reitens in der Schweiz
- den Ausbildern in tiergestützter Therapie: Wiebke Buff, Barbara Rufer, Bettina Mutschler, Rainer Wohlfahrt, Jan Nijboer und Anette Gomolla
- all den Klienten und ihren Familien, die uns ihr Vertrauen geschenkt und uns in unserer Entwicklung als Psychotherapeutinnen weitergebracht haben
- unseren Praktikanten, die uns in vielen bereichernden Gesprächen unsere Arbeit immer wieder reflektieren ließen
- Manuela Loder vom Ernst Reinhardt Verlag für die aufmerksame Begleitung und Beratung während des Buchprojektes
- unseren Hunden und Pferden, ohne die diese erfüllende Arbeit nicht möglich wäre

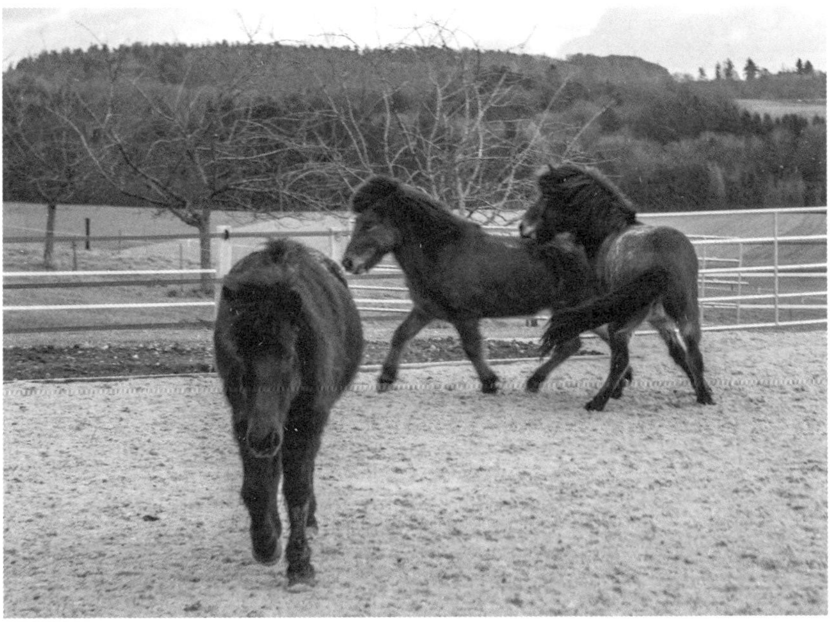

Abb. 1.3: Vaenting, Blaer und Toppur (im Einsatz bei Diana Ladner)

1.1 Was ist Tiergestützte Psychotherapie?

DEFINITION

Die amerikanische Delta Society definiert **Tiergestützte Therapie** als zielgerichtete, evaluierte und dokumentierte Intervention, in welcher ein spezifisch ausgebildetes Tier ein integraler Bestandteil des therapeutischen Prozesses ist (www.deltasociety.org, 22.01.2018).

Seit den 1960er Jahren fanden Tiere Eingang in die Psychotherapie. Mehr zufällig entdeckte der Kinderpsychiater Boris Levinson die Wirkung seines Hundes Jingels bei einem Jungen, der zunächst keine Compliance für eine Psychotherapie zeigte.

EXKURS

Geschichte der tiergestützten Psychotherapie
Levinson hat 1962 den Artikel „The Dog as a Co-Therapist" veröffentlicht und 1969 sein Buch „Pet-Oriented Child Psychotherapy". Er gilt als Pionier der tiergestützten Psychotherapie. Durch ihn rückten Tiere als therapeutische Begleiter in das wissenschaftliche Bewusstsein verschiedenster Disziplinen.

Seit Ende der 1990er Jahre hat sich die Bezeichnung „Animal Assisted Therapy (AAT)" durchgesetzt. Zu AAT gehört aber nicht nur die Psychotherapie sondern auch Komplementärtherapien. Die am meisten in der Psychotherapie eingesetzten Tierarten sind Hunde und Pferde (in Bezug auf den Hund herrscht in der Literatur Einigkeit, dass es sich um die am häufigsten eingesetzte Tierart handelt, das Pferd als zweithäufigste Tierart wird in der Mehrheit angegeben, einzelne Autoren nennen allerdings die Katze als zweithäufigste Tierart).

„Unter Tiergestützter Therapie werden zielgerichtete Interventionen im Zusammenhang mit Tieren subsumiert, welche auf der Basis einer sorgfältigen Situations- und Problemanalyse sowohl das Therapieziel als auch den Therapieplan unter Einbezug eines Tieres festlegen. Sie sind auf eine gezielte Einwirkung auf bestimmte Leistungs- und/oder Persönlichkeitsbereiche, oder auf die umfassende Be- und Verarbeitung von konfliktreichem Erleben ausgerichtet. Sie werden durchgeführt von therapeutisch qualifizierten Personen, die je nach Therapiekonzept das spezifisch trainierte Tier als integralen Bestandteil in die Behandlung einbeziehen. Ziel der tiergestützten Therapie ist die Verhaltens-, Erlebnis- und Konfliktbearbeitung zur Stärkung und Verbesserung der Lebensgestaltungskompetenz" (Vernooij/Schneider 2010, 44).

Das psychotherapeutische Setting ist ein Konstrukt, das einen durchaus wechselnden Einbezug des Tieres beinhalten kann. Der Einbezug ist je nach Therapierichtung (nondirektive Spieltherapie vs. Gesprächspsychotherapie) unterschiedlich, aber auch abhängig vom Therapieprozess (Anfang der Therapie, mittlere Therapiephase, Endphase/Abschluss/Konsolidierung). Nach Beate Pottmann-Knapp hat Tiergestützte Psychotherapie

„das Potenzial, die Effizienz und Effektivität des Psychotherapieprozesses zu steigern, die Dauer der Therapie zu verkürzen [...]. Tiere beschleunigen und intensivieren den Beziehungsaufbau und das Urvertrauen, erleichtern die verbale Kommunikation, evozieren implizites Wissen, verdeckte und verdrängte Erfahrungen, Gefühle und Muster, entlarven Doppelbotschaften und nichtauthentisches Verhalten, erlauben den Zugang zu Grundbedürfnissen und Trieben [...]. Alle Tiergestützten Psychotherapierichtungen und Schulen arbeiten nach derselben Grundannahme, dass psychische Veränderungen eines Individuums im jeweiligen Psychotherapiegeschehen innerhalb von Beziehungen und eingebettet ins ‚Hier und Jetzt' durch das Erleben oder das Wiedererleben von Gefühlen, Gefühlszuständen und Erfahrung evoziert werden, beziehungsweise stattfinden. Tiere existieren ausschließlich im Hier und Jetzt und sind ergo dessen nur im Hier und Jetzt erreichbar. Beziehung, Interaktion und Kommunikation mit ihnen kann also nur im Hier und Jetzt stattfinden. Klient und Therapeut sind demnach gezwungen, aus der Erinnerung oder der Fantasie in die Gegenwart einzutauchen, wo das trianguläre Beziehungsgeschehen alle drei Beteiligten erfasst und sich neue Arbeitsperspektiven für die Psychotherapie eröffnen, die es zu erforschen gilt. Dem Psychotherapeuten steht in der TGPT als zusätzliches Arbeitstool die Steuerung der Explikation der dialogisch-analogen Kommunikation zwischen Mensch und Tier zur Verfügung, die noch weitgehend unbeforscht ist" (Pottmann-Knapp 2013, 303 f.).

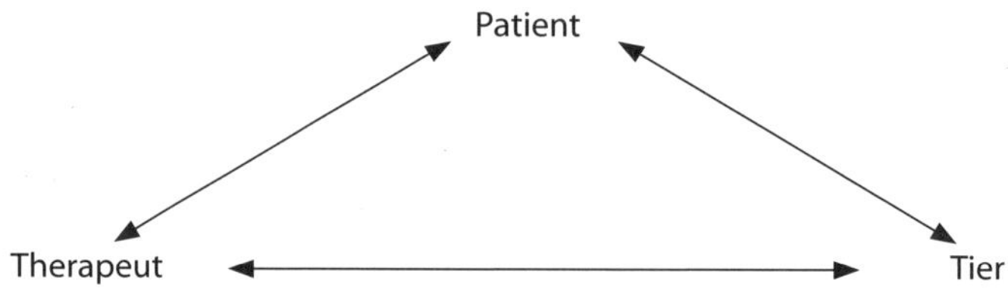

Abb. 1.4: Beziehungsdreieck

Im Beziehungsdreieck gilt:

- Interaktion läuft immer in mehreren Richtungen.
- Alle Akteure interagieren miteinander.
- Grundlage bildet die Beziehung zwischen Therapeut und Tier.
- Der Therapeut dient als Vorbild.

1.2 Stand der Forschung

Die Tiergestützte Psychotherapie hat sich aus den Erfahrungen von Psychotherapeuten heraus entwickelt. So bestand auch die Forschung zunächst aus Einzelfallberichten.
Ergebnisse aus der Erforschung der Mensch-Tier-Beziehung haben in der Folgezeit verschiedene Wirkfaktoren benennbar gemacht und belegen positive Wirkungen von Tieren auf Menschen. Hier muss jedoch bedacht werden, dass Forschungsergebnisse aus der Heimtierhaltung nicht unbedingt eins zu eins auf ein psychotherapeutisches Setting übertragen werden können. Einige Ergebnisse aus der Heimtierhaltung legen jedoch positive Effekte von Tieren auf die Wirksamkeit in der Psychotherapie nahe.

Frau Pottmann-Knapp hat in ihrem Buch „Tiergestützte (Psycho)Therapie" den Forschungsstand zusammengefasst und Effekte tiergestützter Psychotherapie benannt:

„Eindeutig gezeigt werden konnte die Steigerung von Empathie durch regelmäßigen Tierkontakt sowie die Nachentwicklung von Mitgefühl im Menschen durch AAT. Die Neuropsychologie bestätigt die Erhöhung der Fähigkeiten der nonverbalen Kommunikation, sowie die Sensibilisierungssteigerung insgesamt, bei Menschen mit einer Bindung zu einem Tier (erstmals Guttmann et al. 1983 [...]). In der Medizin sind gesundheitsbringende Effekte durch tiergestützte Interventionen bestätigt. Dies umfasst positive Entwicklungen des körperlichmotorischen, kognitiven, emotionalen und des sozialen Bereichs wie auch die Stabilisierung des Herz-Kreislaufsystems und die Stabilisierung von Blutdruck und Pulsfrequenz (Levinson 1962; Guttmann et al. 1983; Friedmann et al. 2010)" (Pottmann-Knapp 2013, 228 f.).

McCulloch erkannte den Zusammenhang zwischen Tierkontakt und dem neuro-endokrinen Regelmechanismus bei psychosozialen Belastungen. Tiere helfen, zu den eigenen Gefühlen zu kommen, und fördern positive, hormonell gesteuerte Regulationsmechanismen wie Pulsregulierung, Stressreduktion, Schmerzreduktion, Steigerung des Glücksgefühls sowie Bindungsgefühle (McCulloch 1983).

„Die vorliegende Arbeit hat ausführlich hergeleitet und gezeigt, dass höhere Tiere, insbesondere geschulte Therapietiere, mit den Menschen mit denen sie in Kontakt stehen, eine Beziehung eingehen. Beziehung, Interaktion und Kommunikation zwischen den Spezies Mensch und Tier finden aus denselben existentiellen Gründen (Bedürfnisbefriedigung) und zu demselben existentiell notwendigen Zweck – sich zur und innerhalb einer sozialen Organisation mitteilend – beim Aufeinandertreffen fortwährend willkürlich und unwillkürlich statt. Für diesen Austausch gibt es artspezifische Kommunikationsmöglichkeiten. Menschen wie Tiere sind mit denselben basalen Lern- und Motivationsstrategien sowie denselben Reaktionsmechanismen des endokrinen Systems ausgestattet, die im Falle der Interaktion mit sich und anderen kommunizieren" (Pottman-Knapp 2013, 232 f.).

Literatur zur Mensch-Tier-Beziehung

Im Artikel „Human-Animal Relationships: From Daily Life to Animal-Assisted Therapies" (Grandgeorge/Hausberger 2011) wird darauf eingegangen, dass Haustiere positive Auswirkungen auf das Wohlbefinden ihrer Besitzer haben und für die Entwicklung sozialer Fertigkeiten bei Kindern hilfreich sind. Im Rahmen Tiergestützter Therapie wird versucht, diese Effekte auf Patienten auf der Basis der Mensch-Tier-Interaktion zu übertragen. Hierfür gibt es Belege, die Datenlage ist aber nicht ganz klar: Es fehlen Studien mit ausreichend großen Patientenzahlen und einem Studiendesign, aus dem das therapeutische Vorgehen ersichtlich ist und auch der Benefit genau benannt wird. Ebenso muss auf das Wohlergehen der eingesetzten Tiere geachtet werden.

Studien aus der Psychotherapieforschung, die den Ansprüchen der modernen *Evidence-Based Medicine* gerecht werden, fehlen heute leider immer noch weitgehend, auch wenn die Zahl der Publikationen deutlich gestiegen ist und ein reges Forschungsinteresse herrscht. 2016 und 2017 sind vor allem Publikationen für den Einsatz von Therapiebegleittieren bei autistischen Störungen und bei Traumafolgestörungen erschienen, die einen positiven Effekt durch die Integration eines Therapiebegleittieres beschreiben, jedoch zumeist ohne nachvollziehbar zu machen, was wie wirkt, damit der Effekt zustande kommt. Das größte Problem liegt darin, dass die Studien methodische Schwächen aufweisen und von mangelnder bis mäßiger Qualität sind. Die Patientenzahlen sind oft gering oder es fehlen Kontrollgruppen. Ebenso ist das Vorgehen in der Therapie oft nicht ausreichend nachvollziehbar und damit nicht replizierbar.

Im Artikel „Childhood Attachment to Pets: Associations between Pet Attachment, Attitudes, Compassion and Human Behaviour" von Hawkins/Williams (2017) wird die Bindung von Kindern an Haustiere näher untersucht. Diese Bindung hat eine wichtige Rolle für die soziale, emotionale und kognitive Entwicklung von Kindern, die psychische Gesundheit, Wohlbefinden und Lebensqualität. Die Studie untersucht Zusammenhänge zwischen Bindung von Kindern an Haustiere, Fürsorge und Freundschaftsverhalten, Mitgefühl und Einstellung gegenüber Tieren. Es werden ebenso soziodemographische Unterschiede, insbesondere im Hinblick auf Tierbesitz und Tierart, untersucht. Über eintausend Kinder im Alter von sieben bis zwölf Jahren, die in Schottland leben, haben einen Fragebogen ausgefüllt. Die Ergebnisse zeigten, dass die Bindung an Haustiere durch Mitgefühl und Fürsorge und auf das Haustier ausgerichtetes Freundschaftsverhalten ermöglicht wird und dass dieses Bindungsverhalten signifikante Vorhersagen in Bezug auf positives Verhalten gegenüber Tieren allgemein ermöglicht. Es ergeben sich Implikationen für die Förderung von prosozialem und menschlichem Verhalten. Wenn Kinder ermutigt werden, sich an der Pflege eines Haustieres zu beteiligen, fördert dies die Bindungsbeziehung, was sich wiederum positiv auf die Kinder (reduzierte Aggressivität, besseres Wohlbefinden und Lebensqualität) und die Tiere (bessere Behandlung) auswirkt. Diese Studie verbessert das Verständnis von der Bindung von Kindern zu Haustieren, hat Auswirkungen für menschengemäße Erziehung (*Humane Education*) und fördert sichere emotionale Bindungen in der Kindheit.

Reviews zu Tiergestützter Therapie

Verschiedene Tierarten: In einem Review von Kamioka et al. (2014) wurde die Effektivität von Tiergestützter Therapie untersucht. Hier wurden aus den Jahren 1990 bis 2012 nur elf randomisierte, kontrollierte Studien gefunden. Sieben davon befassten sich mit psychischen Störungen und Verhaltensauffälligkeiten. Vorkommende Tierarten waren Hunde, Katzen, Delphine, Vögel, Kühe, Hasen, Frettchen und Meerschweinchen. Alle Studien waren von relativ niedriger Qualität und sehr heterogen. Es wurden nur Patienten tiergestützt behandelt, die Tiere gemocht haben. Die Autoren halten fest, dass in einem solchen Setting Tiergestützte Therapie eine wirksame Behandlungsmöglichkeit für Patienten mit Depression, Schizophrenie und Suchterkrankungen sein kann und auf einem ganzheitlichen Ansatz, der Interaktion mit einem Tier in der Natur, basiert.

In der Metaanalyse „Animal-Assisted Therapy: a Meta-Analysis" von Nimer/Lundahl (2007) wurden 49 Studien (aus 250 durchgesehenen Studien) herangezogen, die die Einschlusskriterien erfüllt haben. Insgesamt gesehen zeigten sich moderate Effektgrößen für Tiergestützte Therapie in vier Bereichen: Autismus-Spektrum-Störungen, körperliche Erkrankungen, Verhaltensprobleme und emotionales Wohlbefinden. Entgegen der ursprünglichen Vermutung zeigten unterschiedliche Patientengruppen und Studien den gleichen Benefit. Tiergestützte Therapie scheint ein vielversprechender Ansatz in Kombination mit etablierten Interventionen.

Hund: Im Review „Patient Benefit of Dog-Assisted Interventions in Health Care: a Systematic Review" halten Lundqvist et al. (2017) fest, dass lediglich 18 Studien die qualitativen Anforderungen erfüllt haben. Hiervon beziehen sich drei Studien auf kinder- und jugendpsychiatrische Patienten, die im Rahmen einer Tiergestützten Therapie behandelt wurden. In einer Studie von Schuck et al. (2015) wurden Kinder mit einer ADHS untersucht, eine weitere Studie (Stefanini et al. 2015) beschäftigt sich mit Jugendlichen mit einer akuten psychischen Erkrankung. Die letzte Studie erfasst Kinder und Jugendliche, die aufgrund einer akuten psychischen Erkrankung hospitalisiert wurden (Stefanini et al. 2016).

Diese Studien zeigen allesamt einen signifikanten positiven Effekt in Bezug auf die untersuchten Variablen im Vergleich zur Kontrollgruppe. Verbessert haben sich das globale Funktionsniveau, der Schulbesuch sowie emotionale Symptome und Verhaltensauffälligkeiten (Studien von Stefanini et al. 2015; 2016). In der Studie mit ADHS-Kindern zeigte sich eine deutlichere Reduktion der Symptome der ADHS im Vergleich zu einer verhaltenstherapeutischen Behandlung ohne Tier. Im Gegensatz dazu zeigen sich in anderen Studien mit erwachsenen Patienten oder auch einem nicht-therapeutischen Herangehen zum Teil nur geringe oder keine signifikanten Effekte.

Pferd: Ein weiteres Review beschäftigt sich mit pferdegestützter Psychotherapie mit Kindern und Jugendlichen (Lentini/Knox 2015). Hier wurden

47 Studien eingeschlossen und in der Mehrzahl der Artikel positive Effekte in Bezug auf eine Vielzahl von Symptomen und Störungen gesehen. Die meisten Studien beziehen sich auf Risikopopulationen und Patienten mit Autismus-Spektrum-Störungen (ASS). Da so viele verschiedene Vorgehensweisen gewählt wurden und unterschiedlichste Patientengruppen behandelt wurden, ist es schwer, aus diesen Studien Ableitungen zu treffen, wie pferdegestützte Therapie am besten funktioniert.

Viele Studien zeigten Verbesserungen in Bezug auf Angst, Depression, Unaufmerksamkeit, soziale Fertigkeiten, Selbstwert, Empathie und Selbstregulation. Als Gründe dafür wurden der aktive Einbezug der Patienten, körperliche und visuelle Möglichkeit der Nachahmung, unmittelbare Rückmeldung, Bindung/Oxytocinausschüttung, Fürsorgeverhalten in Bezug auf das Tier, wirksames Training von Kommunikation/Grenzen/sozialen Fertigkeiten, Einbezug von Metaphern und Geschichten (um Ähnlichkeiten aufzuzeigen und Fertigkeiten zu transportieren), Ermutigung und Erfolg beim Einsetzen neuer Fertigkeiten sowie ein entspannendes und motivierendes Therapiesetting genannt. Zusammenfassend sprechen die Autoren der pferdegestützten Therapie eine vorläufige empirische Basis zu.

Aktuelle Studien zur Traumatherapie

Hunde und Pferde: In einem Review von O`Haire et al. 2015 „Animal-Assisted Intervention for Trauma: a Systematic Literature Review" wurden lediglich zehn Studien eingeschlossen, die meisten davon mit Hunden und Pferden. Die Ergebnisse zeigten eine reduzierte depressive Symptomatik, PTBS-Symptomatik und Angst. Bessere Ergebnisse wurden erzielt, wenn der Hund sinnvoll integriert wurde, z.B. durch Geschichten, im Vergleich zur bloßen Anwesenheit (Dietz et al. 2012). Die Autoren bemerkten, dass AAI nicht gut definiert ist und einer Verfeinerung der Technik und der Protokollstandardisierung bedarf.

Pferde: Ein weiteres Review beschäftigte sich mit pferdegestützter Therapie bei Traumapatienten („Equine Facilitated Therapy and Trauma: Current Knowledge, Future Needs"; Staudt/Cherry 2017), neun Studien wurden hier eingeschlossen, hiervon bezogen sich vier Studien auf die Behandlung von Kindern und Jugendlichen (Yorke et al 2013; McCullough et al. 2015; Goodkind et al 2012; Kemp et al. 2014).

In der Studie von Yorke et al. (2013) wurden bei vier Kind-Pferd-Paaren über den Therapieverlauf Werte zu Herzfrequenz und Cortisolspiegel erhoben. Es zeigte sich nach der zwölftägigen Intervention eine Korrelation zwischen

Kind-Pferd-Paaren. Die Autoren schlussfolgerten, dass pferdegestützte Therapie besonders für Kinder mit neurophysiologischen Regulationsproblemen von Vorteil sein kann.

McCullough et al. (2015) hatten ein Studiendesign mit acht wöchentlichen Therapiestunden mit einem Pferd (elf Kinder/Jugendliche im Alter von 10 bis 18 Jahren). Die pferdegestützte Therapie wurde in Anlehnung an die Objekt-Beziehungs-Theorie und Realitätstherapie durchgeführt. Bei neun von elf Kindern zeigte sich ein signifikanter Abfall der posttraumatischen Symptomatik.

Goodkind et al. (2012) untersuchten ein achtmonatiges Gemeindeprojekt für 18 Kinder und Jugendliche indianischer Abstammung (13 Familien mit Kindern zwischen 7 und 17 Jahren). Hier zeigten sich Verbesserungen in der kulturellen Identität, bei den Bewältigungsstrategien, der Lebensqualität und der sozialen Anpassung. Pferdegestützte Therapie wurde in sechs Sitzungen durchgeführt, parallel wurden 21 Sitzungen Gruppentherapie durchgeführt.

Kemp et al. (2014) untersuchten 15 Kinder im Alter von 8 bis 11 Jahren und 15 Jugendliche im Alter von 12 bis 17 Jahren. Alle Patienten wurden zunächst vollstationär mit wöchentlicher nicht näher spezifizierter Therapie behandelt (für sechseinhalb Wochen) und erhielten anschließend über neun bis zehn Wochen pferdegestützte Therapie nach dem EAGALA-Therapieprogramm. Signifikante Verbesserungen zeigten sich bei Kindern in Bezug auf Depression, die internalisierenden und externalisierenden Symptome sowie den Gesamtwert der Child Behavior Checklist (CBCL) – allerdings im Vergleich vor der pferdegestützten Therapie zu nach Abschluss der pferdegestützten Therapie, nicht für vor der stationären Behandlung zu nach der stationären Behandlung. Bei den Jugendlichen zeigten sich signifikante Verbesserungen sowohl für den Zeitraum vor/nach stationärer Behandlung wie auch vor/nach pferdegestützter Therapie. Nur bei der depressiven Symptomatik zeigte sich während des stationären Aufenthaltes keine signifikante Verbesserung. Die Verbesserung über den Zeitraum der pferdegestützten Therapie war aber signifikant grösser im Vergleich zum Benefit der stationären Behandlung. Es wurde festgehalten, dass pferdegestützte Therapie besonders für Kinder hilfreich sein kann.

Kendall et al. (2015) haben 15 Studien in ihrem Review „A Systematic Review of the Efficacy of Equine-Assisted Interventions on Psychological Outcomes" untersucht.

Obwohl viele Studien die positiven Effekte pferdegestützter Interventionen auf körperliche Entwicklung und Motorik bestätigen, gibt es wenige Informationen darüber, wie sich die Beschäftigung mit Pferden, etwa über das therapeutische Reiten oder einfacheren Interaktionen, psychologisch auf die Klienten auswirkt. Trotz eines gewissen öffentlichen Konsenses zu den positiven Effekten von Pferden, ist dieses Feld bislang mehr oder weniger unerforscht und basiert in den meisten Fällen lediglich auf Einzelfallberichten. Das wenige empirische Material, was bisher Auskunft über positive Ergebnisse pferdgestützter Interventionen gibt, erscheint tendenziell eher nicht valide und ist meist schwierig zu interpretieren – was auch teilweise dem nicht allzu präzisen Forschungsdesign geschuldet ist.

Der Zweck dieses Reviews war es, relevante Forschungsergebnisse im Hinblick auf die psychologischen Effekte pferdgestützter Interventionen abzuklopfen und darauf aufbauend Empfehlungen für künftige Forschungen abzuleiten. Die Ergebnisse aus diesem Review weisen darauf hin, dass pferdegestützte Interventionen durchaus Potenzial besitzen, besonders in Bezug auf soziale und verhaltensbedingte Sachverhalte bei Kindern und Jugendlichen, sowie möglicherweise auch affektiven Störungen bei Erwachsenen. Dennoch erlauben die derzeitigen Forschungsergebnisse nicht zwangsläufig den Schluss, dass pferdegestützte Interventionen per se wirksam sind. Gerade deshalb bedarf es auf diesem Gebiet randomisierter kontrollierter Studien, also der Notwendigkeit der Standardisierung und Dokumentation pferdegestützter Interventionen sowie der Ergebnisse bei zukünftigen Forschungen.

In einem Review von Lentini/Knox (2015) „Equine-Facilitated Psychotherapy with Children and Adolescents: an Update and Literature Review" wurden 47 Publikationen untersucht. Die Autoren kamen zu dem Schluss, dass pferdegestützte Therapie eine hilfreiche Behandlungsoption für Kinder und Jugendliche darstellt. Verbesserungen wurden für eine Vielzahl an Symptomen und Störungen gefunden, besonders häufig untersuchte Populationen waren Risikojugendliche und Kinder und Jugendliche mit Autismus-Spektrum-Störungen.

1.3 Wirkfaktoren

Levinson (1962) hat als erster die Effekte im Zusammenhang mit dem Einsatz eines Hundes im ambulanten kinder- und jugendpsychiatrischen Rahmen beschrieben. Anke Prothmann et al. (2006) haben vor allem Untersuchungen zu einer speziellen Form der Tiergestützten Psychotherapie durchgeführt, der nondirektiven Spieltherapie. Es liegen aber schlüssige Modelle vor, die Wirkfaktoren benennen und damit die Wirkung des Tieres im therapeutischen Kontext erklärbar machen. Frau Pottmann-Knapp (2013, 247) unter-

scheidet in ihrem Buch „Tiergestützte (Psycho)Therapie" zwischen Wirkfaktoren I. und II. Ordnung:

„Der Wirkfaktor Beziehung/Allianz [...] spielt in der MTB (Anm. der Autorinnen: Mensch-Tier-Beziehung) eine Schlüsselfunktion und kann als Wirkfaktor 1. Ordnung angenommen werden."

Als Wirkfaktoren II. Ordnung benennt Pottmann-Knapp (2013, 237 ff.):

„Glaubwürdigkeit, Authentizität, Echtheit, Eindeutigkeit, Akzeptanz, Empathie, empathisches Einfühlen, Wertschätzung, Vertrauen.
Tiere wirken durch spezifisches Agieren: Sie bringen sich unverfälscht ein, sie schenken ungeteilte Aufmerksamkeit, sie handeln im Hier und Jetzt, sie schwingen empathisch mit, sie wertschätzen den Menschen unvoreingenommen ohne zu werten.
Tiere wirken im psychodynamischen Sinne indirekt auf den Menschen, in dem dieser sich durch den Kontakt zum Tier verstanden/angenommen fühlt, sich respektiert fühlt.
Weitere indirekte psychodynamische Wirkfaktoren von Tieren auf den Menschen sind: die Reduzierung des Isolationsgefühls/Einsamkeit; Beruhigung und Entspannung; Beziehung und die Qualität der Beziehung; Affektive Bindung/Affektkontrolle/Affektregulation; Anerkennung von Grundprinzipien und Grenzen; Aufdeckung des inneren Bezugssystems; Neubewertung der Selbsteinschätzung sowie Feedback richtig geben; Verhaltensregulation; Kognitive Beherrschung; Erfolgserlebnisse und eine positive Erwartungshaltung; Engagement/Motivation/Flexibilität; Ressourcenaktivierung; Lernprozesse/Übung/Struktursetzung; Rapport; Nachahmen/Modellieren."

Tiergestützte Therapie hat physische bzw. physiologische Wirkungen. Diese sind noch am besten untersucht, da sie leicht messbar sind. Gefundene Effekte betreffen (Prothmann 2012, 27)

- **die Herzkreislauffunktionen: Senkung des Blutdruckes und der Herzfrequenz, Kreislaufstabilisierung.**
- **den Bewegungsapparat: Muskelentspannung, Abnahme von Spastik, Besserung des Gleichgewichtes.**
- **das Nervensystem: Neuroendokrine Wirkungen, Ausschüttung von Endorphinen, Änderung der Schmerzwahrnehmung.**
- **das Gesundheitsverhalten: Motorische Aktivierung, Bewegung an frischer Luft, Training der Muskulatur, Aktivierung der Verdauung, Anre-**

gung zu besserer Ernährung, besserer Körperpflege, Reduzierung von Übergewicht, Förderung einer regelmäßigen Tagesstruktur, Verminderung von Alkohol und Nikotingenuss.
- die lebenspraktische Hilfe: Ersatz gestörter Sinnesfunktionen, Führung und Leitung beeinträchtigter Personen (Blinde, Gehörlose, Rollstuhlfahrer).

Die psychischen und psychologischen Wirkfaktoren für Tiergestützte Therapie sind im Prinzip für alle domestizierten Tierarten gültig. Im Folgenden werden sie jedoch für Hund und Pferd getrennt dargestellt und vor dem evolutionären Hintergrund des Hundes und des Pferdes betrachtet.

1.3.1 Besonderheiten Hund

Der Hund ist als sozial lebendes Rudeltier besonders geeignet, in einem therapeutischen Setting zu unterstützen. Hunde haben eine lange gemeinsame Geschichte mit dem Menschen, eine gemeinsame Evolution und Entwicklung von Hund und Mensch in einer nahezu identischen Umwelt.
Der bekannte Hundeforscher Adam Miklosi bezeichnet verschiedene Fähigkeitsbereiche, welche die Basis für Ähnlichkeiten zwischen Hunden und Menschen bilden (Miklosi 2011):

- Das Bedürfnis nach sozialer Interaktion und die Fähigkeit, individuelle Bindungen einzugehen.
- Die Fähigkeit, sich auf das Gegenüber einzustellen und sich ihm anzupassen, d. h. die Fähigkeit, sich im Verhalten und gefühlsmäßig auf den anderen einzustimmen (Synchronisation), soziales Lernen zu vollziehen, die Fähigkeit Regeln zu befolgen.

Biophilie: Der Begriff Biophilie bedeutet wörtlich übersetzt „Liebe zum Leben". Wilson (1984) beschreibt, dass sich die Menschen im Laufe der Evolution stets gemeinsam mit anderen Lebewesen entwickelt haben, dadurch habe sich eine biologisch begründete Affinität zur Natur und zum Leben entwickelt. Er postuliert, dass Menschen das Bedürfnis haben, mit anderen Lebewesen in Verbindung zu sein.

Du-Evidenz: Der Begriff der Du-Evidenz wurde von Bühler (1922) entwickelt und bezog sich damals auf zwischenmenschliche Interaktion und die Fähigkeit eine andere Person als Individuum wahrzunehmen und zu respektieren.

Geiger (1931) und Lorenz (1965) übertrugen das Konzept auf die Mensch-Tier-Beziehung. Maßgeblich sind nach deren Aussagen die persönlichen Erlebnisse mit dem Tier, die subjektive Einstellung zu ihm und die authentischen Gefühle ihm gegenüber. Dies alles wirkt hauptsächlich auf der emotionalen Ebene und scheint die Grundlage für die Ausbildung von Empathie und Mitgefühl anderen Lebewesen gegenüber darzustellen. Dies kommt vor allem zum Tragen, wenn Ähnlichkeiten bei spezifischen Bedürfnissen (z. B. Nähe, Berührung, Bewegung, Kommunikation und Interaktion) bestehen. Dies erklärt, wieso Menschen vor allem mit Hunden und Pferden, die in Sozialverbänden leben und ähnliche emotionale und soziale Grundbedürfnisse besitzen, eine solche Du-Beziehung eingehen.

Wirkung der Spiegelneurone: Die Entdeckung der Spiegelneurone liegt noch nicht lange zurück und geschah eher zufällig im Jahr 1996, als italienische Forscher Neuronen in der Großhirnrinde entdeckten, die aktiv wurden, wenn eine bestimmte Bewegung ausgeführt wurde – aber auch, wenn diese Bewegung bei einem anderen anatomisch ähnlichen Lebewesen beobachtet wurde. Beim Menschen wird ein umfangreiches Spiegelneuronensystem vermutet (Gaschler 2006). Es handelt sich um ein emotionales Resonanzphänomen, das unwillkürlich abläuft und die Grundlage für Empathie bildet. Nach Beetz (2006) gibt es Hinweise darauf, dass eine wechselseitige Spiegelung bei Mensch und Tier erfolgt, beispielsweise die „Joint Attention", die gemeinsame Aufmerksamkeits- und Blickorientierung mit dem eigenen Hund.

Tiere als Angst- und Spannungsminderer: Grundlage für die Annahme, dass Tiere als Angst- und Spannungsminderer dienen, sind zum einen die Biophilie-Hypothese (wenn Menschen entspannte Tiere beobachten sind sie selbst auch entspannter) sowie hormonelle Untersuchungen, die belegen, dass das Streicheln eines Hundes über eine Oxytocin-Ausschüttung einer Stressreaktion entgegen wirkt, den Cortisolspiegel senkt und somit Entspannung unterstützt. Oxytocin wird als Schlüsselfaktor der positiven Interaktion von Mensch und Tier angesehen. Es entsteht mehr Vertrauen und soziale Interaktion, weniger Aggression und Depression, bessere Stimmung sowie eine Reduktion von Stress und Angst. In der Umgebung von Tieren stabilisiert sich der menschliche Kreislauf, über Lachen und Spielen werden körpereigene Opiate ausgeschüttet.

Bindung: Neben der Biophilie-Hypothese und dem Konzept der Du-Evidenz führt das Konzept der Bindung einen Schritt weiter. Bindung benötigt eine funktionierende Kommunikation (die aber nicht an Worte gebunden ist), wechselseitige Abstimmungsprozesse und Bezogenheit.

EXKURS

Binden sich Hunde an Menschen?
Adam Miklosi hat einen Bindungstest für Mensch-Hund-Paare in Anlehnung an die „Fremde Situation" von Mary Ainsworth durchgeführt und kam zu dem Ergebnis, dass Hunde ähnliche Trennungsreaktionen wie Kleinkinder zeigen, wenn die Tierbesitzer das Zimmer verließen. Als Grund wird die bindungsähnliche Beziehung zwischen Mensch und Hund angenommen (Topal et al. 1998).

Der Bindungstheorie folgend (Ainsworth 1991; Hazan/Shaver 1994) gibt es vier Voraussetzungen, die erfüllt sein müssen, um aus einer Beziehung eine Bindungsbeziehung werden zu lassen:

1. Die Nähe der Bindungsfigur wird gesucht und genossen, vor allem in Notzeiten.
2. Die Bindungsfigur stellt in Notzeiten einen „sicheren Hafen" dar, gibt Sicherheit, Schutz, Unterstützung, Entlastung und Hilfe.
3. Die Bindungsfigur stellt eine „sichere Basis" dar, die dem Kind erlaubt in einem sicheren Umfeld zu explorieren.
4. Die Trennung von der Bindungsfigur führt zu Stress.

Ob Tiere im Rahmen der Therapie als Bindungsfigur agieren, ist nicht ganz klar wissenschaftlich erwiesen. Dafür spricht, dass ein positiver Mensch-Hund-Kontakt mit einem positiven Gefühl und einer hormonellen Reaktion (Oxytocinausschüttung) wie bei einer Aktivierung des Bindungssystems und dem Kontakt von Mutter und Kind einhergeht. Hier scheint vor allem der Körperkontakt wichtig zu sein (Julius et al. 2014).

In einer Studie von 2008 untersuchte Nancy Parish-Plass, ob tiergestützte Psychotherapie eine hilfreiche Therapieoption bei Kindern mit einem unsicheren Bindungsstil infolge von Missbrauch oder Vernachlässigung darstellen und damit einer transgenerationalen Weitergabe entgegenwirken kann.

Kinder, die in der Folge von Missbrauch oder Vernachlässigung unsichere Bindungsmuster entwickelt haben, haben ein inneres Arbeitsmodell, das vielleicht in Bezug auf die Familiensituation adaptiv ist, aber in Bezug auf andere Beziehungen und Situationen wenig hilfreich. Bei diesen Kindern besteht eine größere Gefahr, dass sie als Eltern ebenfalls missbrauchend oder vernachlässigend agieren. Diese Transmission soll durch Psychotherapie unterbrochen werden. Die Therapie mit diesen Kindern ist schwieriger, da sie wenig Vertrauen in Erwachsene haben und wegen der Traumaerfahrung im vorsprachlichen Alter Schwierigkeiten in der Symbolisation. Tiergestützte Therapie bietet Möglichkeiten, diese Schwierigkeiten zu umgehen, indem es durch das Tier andere Möglichkeiten eröffnet, das innere Arbeitsmodell zu erreichen. Dies geschieht durch Arbeit an den Gedanken, Gefühlen und Verhalten. Hierdurch entwickelt sich Selbstwert und Einfühlungsvermögen. Die Anwesenheit des Tieres erzeugt eine beruhigende Atmosphäre, Kinder können so leichter an ihren traumatischen Erfahrungen arbeiten. Die Beziehung zwischen dem Therapeuten und seinem Therapiebegleittier macht den Therapeuten weniger bedrohlich und vertrauenswürdiger. So kommt es leichter zu einer tragfähigen therapeutischen Beziehung zwischen Kind und Therapeuten. Die Therapie mit dem Therapiebegleittier findet zwischen Realität und Spiel statt, es ist ein flexibler Wechsel, der durch den Therapeuten in die eine oder andere Richtung unterstützt werden kann. Die Beziehung zwischen Kind, Tier und Therapeuten im Therapieprozess ermöglicht mehr Möglichkeiten für interpersonelle Erfahrungen und Situationen (Parish-Plass 2008).

EXKURS

Werden Bindungsmuster des Kindes auf die Kind-Hund-Interaktion übertragen?

Ein unsicher oder desorganisiert gebundenes Kind geht oft in einer besonderen Art und Weise auf einen Hund zu, um einen Kontakt herzustellen. Die Reaktion des Hundes ist jedoch stimmig, empathisch, echt. Diese Reaktion im Zusammenspiel mit einer Oxytocinausschüttung, die Bindungserfahrungen erleichtert, führt dazu, dass sich eine andere Art von Bezogenheit entwickeln kann und die Kinder nicht in ihr angestammtes Verhalten fallen. Auch Therapeuten fällt es manchmal nicht leicht, die Interaktion mit einem Kind mit einer Bindungsstörung zu gestalten. Durch den Hund als gemeinsamen Fokus wird dies leichter. Julius et al. (2014) gehen ebenso davon aus, dass Bindungsmuster, die in der frühen Kindheit durch die Gestaltung des Kontaktes zur primären Bezugsperson entstanden sind, nicht auf die Beziehung zu einem Tier übertragen werden. Es besteht jedoch die Hoffnung, dass ein sicheres Bindungsmuster von Mensch zu Tier auf andere Mensch-Mensch Beziehungen übertragen werden kann.

Klientenzentrierter Ansatz: Hunde „arbeiten" von Natur aus klientenzentriert. Nach Rogers (1983) gelingt Therapie, wenn bedingungslose positive Zuwendung, Kongruenz und Empathie erfahren wird. Tiere reagieren auf Stimmungen und Gefühle von Menschen. Sie geben bedingungslos positive Zuwendung, ohne zu bewerten oder zu urteilen. Hunde geben ebenso auf menschliches Verhalten eine direkte und kongruente Rückmeldung.

1.3.2 Besonderheiten Pferd

Das Pferd wurde seit Urzeiten als besonderes Tier wahrgenommen, als Sinnbild für Kraft, Freiheit und Schönheit, das die Menschen seit jeher fasziniert hat, wie zehntausend Jahre alte Pferdedarstellungen in Höhlenmalereien zeigen. Als Jagdbeutetier war das Wildpferd dem Menschen seit der Altsteinzeit bekannt. Vor über sechstausend Jahren begannen die Menschen, Wildpferde zu zähmen und als Last- und Reittiere zu nutzen. Die geschichtliche und kulturelle Entwicklung des Menschen wäre anders verlaufen ohne das Pferd und seine nahen Verwandten aus der Gattung der Pferdeartigen. Bei Indern, Griechen und Römern sowie bei Völkern des nordischen Kulturkreises spielten Pferde in der Mythologie eine herausragende Rolle. Als Herden- und Fluchttier hat das Pferd im Laufe der Evolution eine hochsensible Wahrnehmung von kleinsten angst- und gefahrenbezogenen Signalen seiner Sozialpartner in der Herde entwickelt. Während der langen gemeinsamen Geschichte mit dem Menschen hat es diese auch auf feinste Körpersignale des Menschen erweitert und verfeinert (Opgen-Rhein et al. 2011; Klüwer 2005).

Durch seine Biologie bedingt, nimmt das Pferd nicht nur körperliche, sondern auch emotionale Zustände des Menschen wahr und steht uns dadurch in der Psychotherapie als sensibler Beziehungspartner zur Verfügung (Hediger/Zink 2017). Die Dyade Therapeut – Klient wird zu einer triadischen Interaktion. Das Pferd als großes, starkes und doch sanftes Tier kann mit seinem ausdruckstarken Gesicht seine Bedürfnisse klar ausdrücken. Seine Mimik lässt jedoch genügend Interpretationsspielraum, sodass auch ohne direkten Einfluss des Therapeuten Kommunikationsprozesse in Gang kommen können. Das sorgfältig ausgebildete Therapiepferd fordert in der freien Interaktion den Klienten zu nonverbaler Interaktion auf und setzt ein Beziehungsangebot. Ein geschulter Therapeut kann durch die körperlichen Antworten des Klienten und aufgrund der Reaktionen des Pferdes auf dessen Emotionen aktuelle Konfliktbereiche erkennen. Pferde können auch individuelle Ressourcen beim Klienten aufdecken, die bisher unerkannt waren, und damit neue Wege in der Psychotherapie öffnen. In verschiedenen Problembereichen kann das Pferd als Therapiebegleittier ein hilfreiches Medium sein. Durch die angeborene Affinität von Kindern zu Tieren bietet sich das Pferd speziell in der Psychotherapie mit Kindern und Jugendlichen an. Es werden tiefgehende Erlebnisse möglich, die bis ins Erwachsenenalter nachwirken können.

FALLBEISPIEL

Ein aus dem Balkan stammender **Vater** bekommt Tränen in die Augen, als er seinen Sohn zur Psychotherapie in den Stall begleitet, und erzählt von lange zurückliegenden schönen Kindheitserfahrungen mit Pferden auf dem elterlichen Bauernhof.

Sozial-emotionale Wirkfaktoren: In der pferdegestützten Psychotherapie geht es v. a. um den Beziehungsaspekt. Das Kennenlernen des Naturwesens Pferd, der sichere und korrekte Umgang mit ihm unter Anleitung des Therapeuten sowie die Förderung motorischer Fertigkeiten können anfängliche Ziele sein. Der Stolz, das große Tier im geschützten Rahmen alleine führen zu können, kann außerordentlich ich-stärkend wirken. Die Überwindung der Angst vor dem Pferd in einem verhaltenstherapeutischen Setting bietet Möglichkeiten von Erfolgs- und Bewältigungserlebnissen und öffnet den Weg zur Überwindung anderer Ängste. Selbstvertrauen, Selbstwert und Sozialkompetenz können sich durch Aneignung von Fähigkeiten in Versorgungs- und Führungsaufgaben deutlich verbessern. Der intensive Kontakt mit Tieren durch Berühren und Streicheln kann Angst und Anspannung reduzieren, wobei das sog. „Bindungshormon" Oxytocin eine zentrale Rolle spielt. Je vertrauter die Beziehung zwischen dem Klienten und dem Therapiebegleittier wird, desto stärker ist die Aktivierung des Oxytocin-Systems. Dies erleichtert soziale Interaktionen, erhöht Vertrauen und Empathie und hilft dem Therapeuten, eine sichere bindungsartige Beziehung zum Klienten zu knüpfen, weil die neuen Bindungsmuster auf neue Bezugspersonen übertragen werden können. Für den Erfolg therapeutischer und pädagogischer Interventionen ist eine sichere Beziehungsqualität entscheidend (Julius et al. 2017).

Für Kinder und Jugendliche ist es selbstverständlich, dass Pferde (und Tiere allgemein), wie sie selber, über emotionale Fähigkeiten verfügen. Tiere kommunizieren analog, d.h. über die Körpersprache, reagieren mit bedingungsloser Akzeptanz empathisch und nicht wertend, dadurch können z.B. Ängste vor negativer Bewertung im Kontakt mit dem Pferd bearbeitet werden.

FALLBEISPIEL

Die elfjährige **Maria** ist hörbehindert und hat gelernt, mehr auf Mimik und Körpersprache zu achten als normal Hörende. Sie fragt die Therapeutin: „Macht Assa immer ein so fröhliches Gesicht?" und: „Merkt Assa, dass ich nicht gut höre?"

Körperliche Wirkfaktoren: Körperliche Signale beeinflussen beim Menschen Befinden und Gefühle. Die dreidimensionalen Schwingungsimpulse beim Reiten im Schritt regulieren den Muskeltonus, mobilisieren die Gelenke, fördern die Sensomotorik und die Körper- und Sinneskoordination, was entspannend und lockernd wirkt; dies steht v.a. in der physiotherapeutisch orientierten Hippotherapie im Zentrum. In der pferdegestützten Psychotherapie mit Kindern und Jugendlichen können mit spielerischen körperlichen Übungen am Boden oder auf dem Pferd eindrückliche Wirkungen erzielt werden, z.B. mit dem Pferd zusammen atmen, abschnauben oder im Gleichschritt gehen (Synchronisation).

Das Pferd ermöglicht den Klienten wie in keiner anderen Therapieform zusätzlich das Erlebnis des „Getragenwerdens" beim passiven, geführten Reiten, wobei auch Regression zugelassen und therapeutisch genutzt werden kann. Das „Getragenwerden" kann Erinnerungen an die Zeit, als das Kind von der mütterlichen Bezugsperson getragen wurde, aktivieren (Bewegungsdialog).

Das Reiten auf dem Pferderücken fördert Konzentration, Balance und propriozeptive Stimulation. Höhere Gangarten, wie Trab, Tölt oder Galopp, verlangen noch mehr Anpassung und wirken aktivierend, was v.a. bei depressiven Störungen therapeutisch wirksam ist. Reiten bedeutet ganzheitliche Wahrnehmungsschulung.

Die verschiedenen Wahrnehmungsmodalitäten können in der pferdegestützten Arbeit wie kaum anderswo angeregt werden. Neben den optischen und akustischen Reizen durch die Pferde und die möglichst natürliche Stallumgebung spielen auch taktile, olfaktorische und propriozeptive Erfahrungen eine wichtige Rolle. Bei Pferden, die im Offenstall gehalten werden, verändert sich das Fell je nach Jahreszeit in Struktur und Farbe. Der Fellwechsel, v. a. im Frühjahr und deutlich geringer im Herbst, bietet beim Putzen und Pflegen des Pferdes vielseitige taktile Erfahrungen. Manche Kinder möchten die herausgebürstete Unterwolle mit nach Hause nehmen, einerseits um die Effizienz ihres Putzens den Eltern zu zeigen, aber auch um den vertrauten Geruch um sich zu haben!

FALLBEISPIEL

Die zehnjährige **Nuria** nahm wiederholt Pferdewolle mit ins Kinderheim. Ihre Bezugsperson machte mit ihr einen „Notfallkoffer" mit Dingen zum Anschauen und Berühren, die Nuria wichtig sind, wenn sich wieder ihre schwer kontrollierbaren Wutanfälle ankündigen. Für Nuria gehörte Ljufas Winter-Wolle eindeutig in diesen Koffer.

Unzählige weitere Einflüsse sind wirksam, die oft ungeplant und überraschend den Therapieverlauf bestimmen.

Zusammenspiel Oxytocin/Spiegelneurone: Julius et al. (2014) fassten eine Anzahl von Studien zusammen, die das Oxytocin-System als neurobiologische Basis von Bindung postulieren. Die Freisetzung des Hormons, das im Hypothalamus gebildet wird, führt zu Reduktion von Stress und Angst. Im sozialen Bereich gibt es mannigfache Effekte, die Oxytocin-stimulierend wirken und soziale Interaktionen erleichtern, Vertrauen und Empathie erhöhen. Der Beginn der Aktivierung des Oxytocin-Systems liegt in frühen Eltern-Kind-Interaktionen, v. a. durch den engen Körperkontakt – sowohl beim Baby wie auch bei der primären Bezugsperson. Man nimmt an, dass im Verlauf der weiteren Entwicklung des Kindes Oxytocin auch durch den Kontakt zu anderen Fürsorgepersonen, wie z. B. Lehrpersonen, freigesetzt wird. Sind Bindungsfiguren vernachlässigend oder misshandelnd, können sie zur Stressquelle für ihre desorganisiert gebundenen Kinder werden. Sie aktivieren deren entgegengesetzten neurobiologischen Systeme, d. h. Stresssysteme, welche diese in Alarmbereitschaft versetzen. Die Kinder haben Angst vor ihren Bindungsfiguren und verlieren das Vertrauen, was sich in einem niedrigen Oxytocin-Niveau spiegelt. Diese Adaptation sichert das „psychische Überleben" des Kindes, was aber mit einem hohen Risiko für die weitere psychische Entwicklung des Kindes einhergeht.

Transmission von Bindung:

„Pädagogisches und therapeutisches Ziel müsste es also sein, dass unsicher und desorganisiert gebundene Kinder in der Beziehung zum Lehrer und Therapeuten eine sichere, bindungsartige […] Beziehung entwickeln, um so die Grundlagen für eine fördernde soziale, emotionale und kognitive Entwicklung zu legen" (Julius et al. 2017, 145).

Da unsicher gebundene Kinder in neuen Bindungsbeziehungen meist die gleichen Bindungsstrategien einsetzen wie in den bisherigen Bindungsbeziehungen, wird bei Pädagogen oft ein Gefühl von Zurückweisung ausgelöst und damit eine emotionale Distanz aufgebaut. Das unsichere Bindungsmuster des Kindes wird dadurch zementiert. Die Qualität der Therapeut-Kind-Beziehung scheint der wichtigste Prädiktor für den Erfolg therapeutischer oder pädagogischer Interventionen zu sein (Julius et al. 2017).

Das Ziel ist also, sichere bindungsartige Beziehungen zwischen den Kindern und Therapeuten oder Pädagogen aufzubauen. Das ist äußerst zeit- und ressourcenintensiv. Wenn der Oxytocin-Spiegel durch natürliche Interventionen erhöht und die Aktivität der Stressachsen gesenkt werden kann, wird eine Offenheit für Beziehung hergestellt und sichere, bindungsartige Beziehungen zu Therapeuten können aufgebaut werden. Julius et al. nennen diesen Prozess „Priming" (Julius et al. 2017, 148).

Bei sozial organisierten Tieren – und damit auch beim Menschen – gibt es das in der Evolution verankerte Phänomen der Synchronisation von Gesichtsausdrücken, Lautäußerungen, Körperhaltungen und -bewegungen. Dies dient dem Überleben, z.B. Synchronisation von Alarm- und Fluchtreaktionen, um sich vor Feinden zu schützen. Es gibt aber auch ein breites Spektrum von synchronisierten Verhaltensweisen, die dem Zusammenhalt der Gruppe dienen. Synchrone Verhaltensabläufe sind bei vielen Spezies, die sich monogam binden, Teil des Paarungsverhaltens, z.B. das Balzverhalten verschiedener Vogelarten. Auch beim Menschen wird die Synchronisation von Bewegungen, Körperhaltungen und Affekten als zentral für Beziehungsaufbau und die Aufrechterhaltung von Beziehungen verstanden. Schon zwischen dem jungen Säugling und seiner Mutter können synchrone Gesichtsbewegungen beobachtet werden. Spiegelneurone und das Oxytocin-System scheinen, durch eine Rückkoppelungsschleife miteinander verknüpft, dafür verantwortlich zu sein.

Durch Synchronisation mit den Bewegungen des Pferdes in einer pferdegestützten Intervention, wie auch durch direkten Körperkontakt zwischen Kind und Pferd, wird das Oxytocin-System aktiviert und die Offenheit des Kindes, eine sichere Bindungsbeziehung einzugehen, erhöht (Abb. 1.5).

Diese „Priming-Effekte" helfen v. a. unsicher und desorganisiert gebundenen Kindern, sich für sichere Bindungserfahrungen zu öffnen. Wenn dieses Zeitfenster einer erhöhten Offenheit therapeutisch und pädagogisch genutzt werden kann, wird Therapeuten und Pädagogen in viel kürzerer Zeit ermöglicht, eine sichere, bindungsartige Beziehung zum Kind aufzubauen. Damit erhöht sich die Chance für den Erfolg einer therapeutischen Intervention.

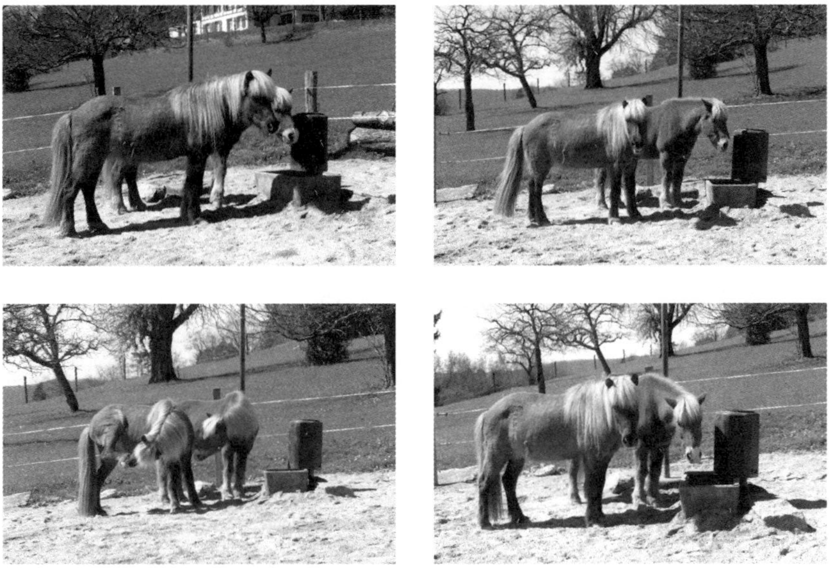

Abb. 1.5: Synchronisation bei Pferden

2 Häufige Störungsbilder in der Kinder- und Jugendpsychiatrie

2.1 Internalisierende Störungen

2.1.1 Emotionale Störungen

Die emotionalen Störungen stellen eine eigene Kategorie der Störungsbilder für Kinder und Jugendliche dar. Es wird ein Entwicklungsbezug hergestellt und davon ausgegangen, dass eine emotionale Störung im Kindesalter nicht unbedingt zu psychopathologischen Auffälligkeiten im Erwachsenenalter führen muss. Es werden nach dem ICD-10 (Dilling et al. 2015) folgende emotionale Störungen unterschieden:

- mit Trennungsangst
- phobische Störung
- mit sozialer Ängstlichkeit
- mit Geschwisterrivalität
- sonstige emotionale Störung (z. B. Depression und Angst gemischt, Schwierigkeiten in der Emotionsregulation …)
- generalisierte Angststörung des Kindesalters

Therapie: Die Behandlung von emotionalen Störungen richtet sich nach der vorherrschenden Symptomatik. Dies können sowohl Ängste als auch depressive Symptome oder Schwierigkeiten in der Emotionsregulation sein.

2.1.2 Angststörungen

FALLBEISPIEL

Salome wurde mit sechs Jahren eingeschult. Kurz zuvor erfolgte der Umzug der Familie in einen Nachbarort und Salome äußerte, nicht umziehen zu wollen. Sie stellte viele Fragen zum Thema Tod. Eines Tages kam sie weinend nach Hause mit Bauch- und Kopfweh, Atem- und Schluckbeschwerden, sowie mit der Angst, sterben zu müssen. Sie konnte nicht mehr alleine schlafen, ging nicht mehr zu den Pfadfindern, wollte von der Mutter auf den Schulbus und später bis in die Schule begleitet werden. Zuletzt ließ sie die Mutter nicht mehr nach Hause gehen, sodass diese mit ihr im Schulzimmer bleiben musste.

Angststörungen gehören zu den häufigsten psychischen Krankheiten im Kindes- und Jugendalter. Die Angaben zur Prävalenz (Anzahl erkrankter Menschen im Vergleich zur Gesamtbevölkerung) schwanken von fünf bis zwanzig Prozent. Mindestens fünfzig Prozent der betroffenen Kinder und Jugendlichen leiden noch unter anderen Störungen wie Depressionen oder psychosomatischen Beschwerden. Mädchen sind häufiger betroffen als Knaben, was wahrscheinlich mit der geschlechtsspezifischen Sozialisation zusammenhängt. Es besteht eine familiäre Häufung von Angststörungen.

Unter klinisch bedeutsamen Angststörungen wird eine ganze Gruppe von Erkrankungen eingeordnet, die unterschiedliche Auswirkungen auf den Alltag haben und auch spezifische Behandlungen erfordern. Angst ist ein menschliches Grundgefühl, das das Überleben des Menschen im Laufe der Evolution ermöglicht hat, d.h. Angst sichert das Überleben. Sie gehört zum Leben wie Freude, Liebe, Trauer und Wut. Jede Veränderung kann Ängste auslösen, es sind Kräfte, die zu jeder Entwicklung gehören.

Angst wird zum Großteil körperlich auf der *physiologischen Ebene* erlebt. Diese körperlichen Empfindungen sind unangenehm, aber harmlos und verschwinden mit Abklingen der Angst wieder, wirken aber auf die betroffenen Menschen außerordentlich bedrohlich und können Todesangst auslösen. Mit der katastrophisierenden Bewertung wird die Angst weiter hochgeschaukelt („Teufelskreis der Angst“).

Angst ist eine angeborene Reaktionsbereitschaft, die bei Bedrohung über den Sympathikus den Körper auf Höchstleistung vorbereitet: Kampf oder Flucht. Bei der nachfolgenden Anpassungsreaktion, die vom Parasympathikus gesteuert wird, kann es ebenfalls zu überschießenden Reaktionen kommen, wie Übelkeit, Erbrechen, Harndrang und Durchfall. Anschließend kommt es zur Erschöpfung mit extremer Müdigkeit und hohem Schlafbedürfnis.

Auf der *motorischen Ebene* kann es zu Verkrampfungen der Muskulatur mit Zittern kommen. Hoher Bewegungsdrang, aber auch Lähmung oder Erstarrung (Freeze) sind möglich.

Auf der *kognitiven Ebene* wird ein Gedankenkreisen um die angstauslösende Situation beobachtet. Die vermeintliche Gefahr kann nicht mehr richtig eingeschätzt werden und körperliche Symptome werden überbewertet. Das Vermeiden der angstauslösenden Situation vermindert zwar kurzfristig die Angst, führt aber nicht zur Bewältigung, sondern die Angst wird noch verschlimmert. Zu kognitiven Prozessen gehören immer entsprechende Gefühle dazu, die sich gegenseitig beeinflussen.

a. **Generalisierte Angst oder Überängstlichkeit (Kinder und Erwachsene):** Generalisierte Angst ist eine anhaltende Angst, die nicht situationsspezifisch ist, sondern sich auf viele Gegebenheiten des Alltags beziehen kann. Betroffene Menschen erleben die Welt als unsicher und bedrohlich und machen sich übermäßige Sorgen und Befürchtungen um ihre eigene Zukunft oder Gesundheit oder die der Angehörigen. Sie zeigt sich in Schlafstörungen, Nervosität, Konzentrationsstörungen, motorischer Spannung, körperlicher Unruhe, Kopfschmerzen, Zittern und Unfähigkeit zur Entspannung sowie vegetative Übererregbarkeit mit Benommenheit, Schwindelgefühl, Schwitzen, Herzklopfen, Mundtrockenheit und Bauchbeschwerden.
b. **Trennungsangst:** Diese Form der Angst kommt v. a. bei Kindern vor, kann sich aber bis ins Jugendalter hinziehen, was z. B. die Unfähigkeit bewirkt, in einem Schullager auswärts ohne die Eltern zu schlafen. Furcht vor der Trennung von den primären Bezugspersonen ist der zentrale Angstinhalt. Sie ist intensiver ausgeprägt und dauert deutlich über die typische Altersstufe der normalen Trennungsangst im Kleinkindalter hinaus. Folgende Symptome können sich zeigen:
   - unrealistische Sorge, dass der Hauptbezugsperson ein Unheil zustößt
   - unrealistische Sorge, dass das Kind von der Hauptbezugsperson getrennt wird
   - Schulverweigerung (aus Furcht vor der Trennung)
   - Unfähigkeit, alleine zu schlafen
   - Unfähigkeit, auch tagsüber alleine Zuhause zu bleiben
   - wiederholte Albträume zum Thema Trennung

- bei Trennung von der Hauptbezugsperson körperliche Symptome wie Übelkeit, Erbrechen, Bauch- und Kopfschmerzen
- vor, während und nach der Trennung von der Hauptbezugsperson extreme Verhaltensweisen wie Schreien, Wutausbrüche, Apathie oder Rückzug

c. **Soziale Überempfindlichkeit (im Kindesalter):** Als sog. „Fremdeln" tritt eine soziale Überempfindlichkeit als normales Verhalten in der zweiten Hälfte des ersten Lebensjahres auf. Wenn sie nicht verschwindet oder im Laufe der späteren Entwicklung neu auftritt, ist sie als pathologisch und entwicklungshemmend zu beurteilen. Sie äußert sich in durchgängiger, wiederholter Furcht vor Fremden mit Kontaktvermeidung. Das Verhalten kann sich auf Erwachsene, Gleichaltrige oder beides beziehen. Die Kontaktvermeidung führt zu selektiver Bindung an die Hauptbezugsperson. Die Angst vor und das Vermeiden von sozialen Kontakten erreicht ein Ausmaß, das dem Alter nicht angemessen ist und eine starke Beeinträchtigung der sozialen Entwicklung zur Folge hat.
Ein Spezialfall dieser Kategorie ist der *Mutismus,* ein Verstummen nach Abschluss der Sprachentwicklung bei erhaltenem Sprechvermögen. Er kann als totaler oder elektiver Mutismus auftreten. Letzterer ist nur auf bestimmte Menschengruppen bezogen. Diese Kinder sprechen im familiären Umfeld meist normal, aber z. B. im Kindergarten nicht. Eine nonverbale Verständigung ist meist möglich. Ursachen können Entwicklungsverzögerungen, Traumata oder bestimmte familiäre Konstellationen sein.

d. **Phobien:** Das zentrale Merkmal von Phobien ist eine unangemessene, dauerhafte und starke Angstreaktion gegenüber Objekten, Situationen oder Tieren, von denen keine reale Gefahr ausgeht. Die Angst tritt unmittelbar durch Konfrontation mit dem phobischen Reiz auf. Es treten Flucht- bzw. Vermeidungsverhalten auf.
In bestimmten Entwicklungsphasen treten Ängste als normales Phänomen auf, z. B. die oben erwähnte Fremdenangst gegen Ende des ersten Lebensjahres. Bei zwei- bis vierjährigen Kindern sind Angst vor Alleinsein, Dunkelheit und vor Tieren typisch. Angst vor Naturereignissen und Fantasiegestalten treten bei vier bis sechsjährigen Kindern gehäuft auf. Ab dem Schulalter kommt die Angst vor möglichem oder vermeintlichem Versagen und vor negativen Bewertungen anderer, sowie auf die Gesundheit bezogene Ängste vor.
Während einer phobischen Angstreaktion treten körperliche Symptome wie Herzklopfen, Schwitzen, Schwächegefühl, Veränderung der Atmung auf. Kognitionen wie „die Spinne wird mich beißen" (tierphobische Kognition) oder „ich werde mich blamieren" (sozialphobische Kognition),

die Angst, sterben zu müssen oder verrückt zu werden (agoraphobische Kognition) führen zu Verhaltensänderungen, wie Blockaden, Flucht- oder Vermeidungsverhalten. Ausgeprägte Phobien mit schwerem Vermeidungsverhalten können die normale Entwicklung eines Kindes beeinträchtigen. Phobien treten oft kombiniert mit anderen Angststörungen und Depressionen auf.

Entstehung: Es gibt verschiedene Theorien zu den Ursachen, wie Ängste entstehen können: Das Kind übernimmt das überängstliche Verhalten einer engen Bezugsperson (Lernen am sozialen Modell), überbehütete Kinder können sich zu wenig in Risikoverhalten und Problemlösung üben und suchen ständig nach Sicherheitssignalen und Rettungsmöglichkeiten (instrumentelles Lernen). Ein erster Angstanfall entwickelt sich oft aus heiterem Himmel. Geschieht dies außerhalb der gewohnten Umgebung oder in einem Zustand körperlicher Schwäche, kann dies eine traumatisierende Wirkung haben und das Kind beobachtet in der Folge besonders ängstlich jedes körperliche Symptom oder vermeidet eine ähnliche Situation wie während des ersten Anfalls. Diese Verknüpfung von Angstgefühl und Angstsituation wird als klassische Konditionierung bezeichnet. Im weiteren Verlauf kann es zu einer Generalisierung von Angstsituationen kommen und der Patient kann kaum mehr aus dem Haus gehen (Agoraphobie). Akuter oder chronischer Stress begünstigt den Ausbruch einer Angststörung, die immer als Alarmsignal und als chronische Belastung betrachtet werden muss.

Therapie: Die Behandlung von Angststörungen ist notwendig, wenn sie eine starke und anhaltende Beeinträchtigung für das Kind bedeuten und wenn sie eine normale Entwicklung verhindern oder Probleme in der Familie und/oder anderen Lebensbereichen, z. B. der Schule, auslösen. Die Prognose hängt von der Dauer und Schwere der Symptomatik ab. Deshalb sollte eine Behandlung möglichst früh einsetzen, um eine Chronifizierung zu verhindern.

In einem verhaltenstherapeutischen Setting werden mit Psychoedukation, Entspannungsverfahren, Desensibilisierung mit Konfrontation und Reaktionsverhinderung, sowie mit kognitiven Ansätzen gearbeitet. Manchmal ist eine medikamentöse Unterstützung notwendig, v. a. bei Sozialphobie.

Weiterführende Literatur

Schmidt-Traub, S. (2015): Selbsthilfe bei Angst im Kindes und Jugendalter. 3. Aufl. Hogrefe, Göttingen

2.1.3 Depressive Störungen

FALLBEISPIEL

Der fünfjährige **Reto** kommt weinend vom Kindergarten nach Hause und sagt, er werde den Kindergarten nie mehr besuchen und er werde sich umbringen! Durch seine feinmotorische Schwäche war es ihm nicht gelungen, eine Klebearbeit zu seiner Zufriedenheit auszuführen, was bei ihm mit seinen hohen Ansprüchen an sich selber übermäßige Verzweiflung ausgelöst hatte.

Depressionen sind sehr häufig. Fast jeder Mensch erlebt irgendwann in seinem Leben Symptome einer Depression, eine allgemeine menschliche Erfahrung. Kinder und Jugendliche können ebenfalls an Depressionen erkranken, obwohl die Symptome oft nicht gleich sind wie bei Erwachsenen und die Diagnosestellung schwierig sein kann. Bis in die 1970er Jahre wurden Depressionen im Kindes- und Jugendalter kaum diagnostiziert. Seither wird aber die Depression auch im Kindes- und Jugendalter als eigenständiges Krankheitsbild akzeptiert. Die Angaben zur Prävalenz von schweren depressiven Episoden bewegen sich bei Kindern und Jugendlichen im Bereich von einem bis sechs Prozent. Der Leidensdruck der betroffenen Kinder und Jugendlichen ist hoch und kann die normale Entwicklung schwer beeinträchtigen. Zum Ausbruch einer depressiven Episode kommt es meist durch ein Wechselspiel von mehreren Faktoren, z. B. Trennung der Eltern, Misshandlung, Überforderung oder Mobbing. Bei Jugendlichen können die Symptome ähnlich wie bei Erwachsenen aussehen, bei jüngeren Kindern kann sich eine Depression hinter anderen Beschwerden wie Spielhemmung, Schlafstörungen, Trennungsangst und z. B. Bauchschmerzen verstecken. Bei Schulkindern können Leistungsstörungen und suizidale Gedanken auftreten. Wichtig ist eine zusätzliche kinderärztliche körperlich-neurologische Untersuchung zum Ausschluss von organischen Ursachen. Der Einbezug des familiären Umfeldes sowie Austausch mit Kindergarten- und Lehrpersonen sind unverzichtbar. So können mögliche erbliche Belastungen, psychosoziale Einflussfaktoren, wie Migration, chronische Krankheiten der Eltern, Interaktions- oder Beziehungsstörungen in der Familie sowie Verhaltensauffälligkeiten in der Schule erkannt werden.

DEFINITION

Eine **Depression** ist eine traurige Verstimmung, die mindestens zwei Wochen anhält und mit verschiedenen körperlichen und funktionellen Beschwerden einhergehen kann.

Symptome:

- Verlust an Interesse oder Freude an fast allen üblichen Aktivitäten
- psychomotorische Unruhe oder Verlangsamung
- Antriebsschwäche und erhöhte Ermüdbarkeit
- Schlaflosigkeit oder übermäßig viel Schlaf
- verminderte Denkfähigkeit oder Konzentration, Unentschlossenheit
- Leistungsrückgang, Schulverweigerung
- aggressives Verhalten
- sozialer Rückzug
- körperliche Beschwerden
- ungewöhnliche Appetit- oder Gewichtsveränderungen
- Todeswünsche und Suizidgedanken

Therapie: Leichtere Formen werden ambulant mittels Einzelpsychotherapie mit Einbezug des familiären Umfelds behandelt, wobei kognitiv-verhaltenstherapeutische Methoden sehr wirksam sind. Eltern müssen von möglichen Schuldgefühlen entlastet werden. Möglichst früh sollte die Schule wieder besucht und die übrigen Aktivitäten, wie Hobbys, Sport usw. wieder aufgenommen werden. Schwere depressive Episoden benötigen unter Umständen neben den oben erwähnten Methoden zusätzlich Pharmakotherapie, evtl. in stationärer Behandlung, v. a. bei Jugendlichen und wenn Suizidalität vorliegt. Bei Kindern wirken Antidepressiva oft nicht im erwarteten Maß. Verschiedene andere Maßnahmen werden eingesetzt, um eine Stabilisierung zu erreichen. Die stufenweise Wiedereingliederung in die Schule und das soziale Umfeld muss sorgfältig geplant und begleitet werden (Braun-Scharm 2002; Di Gallo/Weber 2005).

Weiterführende Literatur

Braun-Scharm, H. (Hrsg.) (2002): Depressionen und komorbide Störungen bei Kindern und Jugendlichen. Wissenschaftliche Verlagsgesellschaft, Stuttgart

2.1.4 Zwangserkrankungen

FALLBEISPIEL

Der 14-jährige, hochbegabte **Peter** erreicht am Morgen die Schule regelmäßig mit stundenlanger Verspätung oder gar nicht, weil er auf dem Schulweg sämtliche Regenwürmer und Schnecken, denen er begegnet, auflesen und an einen sicheren Ort bringen muss. Wenn er das nicht tut, befürchtet er, dass seiner Familie etwas Schlimmes zustoßen könnte.

Zwangsstörungen bei Kindern und Jugendlichen führen oft zu erheblichen psychischen Beeinträchtigungen. Es kann Jahre dauern, bis sie erkannt werden und eine psychotherapeutische Behandlung beansprucht wird. Die Prävalenzrate bewegt sich bei Kindern, Jugendlichen und Erwachsenen im Bereich von einem halben bis vier Prozent.

Der Übergang zwischen harmlosen Marotten, die als zwanghaft erscheinende ritualisierte Handlungen beobachtet werden können, und invalidisierenden Zwangsgedanken und -handlungen ist oft fließend. Wenn man Kindern beim Spielen zuschaut, sieht man vielleicht, dass sie nicht auf Fugen zwischen Platten treten wollen, weil sie glauben, das bringe Unglück. Reime und Beschwörungsformeln, sowie Glücks- und Unglückszahlen geben ihnen Halt. Angstsensiblen Jugendlichen und Erwachsenen tauchen oft unwillkürlich besorgte Gedanken auf, die sie erschrecken lassen. Normalerweise werden diese mit rationalen Überlegungen neutralisiert. Wenn alltägliche Rituale und Verhaltensweisen in zwanghafte Gewohnheiten übergehen, spüren Kinder und Jugendliche einen inneren Drang, diese immerzu zu wiederholen, sonst fühlen sie sich unwohl und geraten in Angstzustände. Die Zwangsgedanken und/oder -handlungen können als Angstbewältigungsstrategie verstanden werden.

Zwanghafte Gedanken, Verhaltensweisen und Rituale, werden als sehr unangenehm und belastend erlebt. Sie können erhebliches Leiden verursachen, sehr zeitraubend sein und die schulischen und beruflichen Leistungen, sowie die sozialen Beziehungen und Aktivitäten schwer beeinträchtigen. Dies kann so weit gehen, dass ein Schulbesuch für Betroffene nicht mehr möglich ist.

Am häufigsten brechen Zwänge bei Kindern im Alter von zehn bis dreizehn Jahren aus. Knaben sind in der Entwicklungsphase der Vorpubertät etwa doppelt so häufig betroffen wie Mädchen, bei denen Zwänge meist erst in der Pubertät zum Vorschein kommen. Auch bei diesem Störungsbild wird eine familiäre Häufung festgestellt (Schmidt-Traub 2013).

DEFINITION

Eine **Zwangserkrankung** wird definiert mit wiederkehrenden und anhaltenden Ideen, Gedanken, bildhaften Vorstellungen oder Impulsen sowie Handlungen, die vom Patienten als zu ihm gehörig, aber meist unsinnig erlebt werden, den normalen Denk- und Handlungsablauf hemmen und beeinträchtigen und sich dem Patienten aufdrängen, ohne dass er sich davon befreien kann. Zwangsgedanken oder -handlungen oder beides treten an den meisten Tagen über einen Zeitraum von mindestens zwei Wochen auf.

Symptome: Die Hauptsymptome einer Zwangsstörung sind immer wiederkehrende Zwangsgedanken und/oder -handlungen. Isolierte Zwangsgedanken sind bei Kindern und Jugendlichen eher selten, meist tritt die Störung als multiple Symptomatik von Zwangshandlungen und Zwangsgedanken auf, wobei die Symptome im Verlauf häufig wechseln können. Häufige Zwangshandlungen bei Kindern und Jugendlichen sind:

- Waschzwänge
- Kontrollzwänge
- Wiederholungszwänge
- Ordnungs- und Zählzwänge

Zu den häufigsten Zwangsgedanken zählen:

- Angst vor Verschmutzung, Verseuchung oder Vergiftung
- aggressive und gewalttätige Vorstellungen
- Angst, sich selber oder andere zu verletzen
- sexuelle und religiöse Inhalte

Zwangsstörungen können situationsspezifisch auftreten und kommen in vielen Fällen nur zu Hause vor. Bezugspersonen der betroffenen Kinder und Jugendlichen werden häufig in die Zwangsrituale einbezogen, sodass sie „mitspielen" müssen, was angesichts der zunehmenden Verhaltenseinengung zur Aufrechterhaltung der Symptomatik beitragen kann. Oft geben Eltern an, dass Kinder und Jugendliche mit ihren Zwangssymptomen die Familie massiv tyrannisieren, was zu Gefühlen von Ablehnung gegenüber dem Patienten führen kann. Manchmal gelingt es den Betroffenen, die Symptome in der Schule oder bei Freunden zu unterdrücken, was als hochgradig anstrengend erlebt wird und Ängste auslösen kann. In schweren Fällen treten die Zwangssymptome aber in verschiedenen Kontexten auf.

In einigen Untersuchungen wurde festgestellt, dass mehr als die Hälfte der betroffenen Kinder vor Auftreten der Symptomatik bereits als sozial ängstlich, trennungsängstlich oder kontaktgestört aufgefallen sind. Einige der Betroffenen geben einen deutlichen Beginn der Symptomatik an, manchmal verbunden mit einem auslösenden Ereignis, wie Krankheit des Patienten oder nahestehenden Bezugspersonen, Todesfälle in der Familie oder Trennungserfahrungen. Manchmal kommt die Symptomatik aber auch schleichend. Oft werden die Zwangshandlungen zunächst verheimlicht und es kann Monate dauern, bis das Umfeld sie bemerkt. Die Krankheit kann sich über Jahre hinziehen, oft kombiniert mit Angststörungen, Tic-Störungen, depressiven Störungen, Essstörungen und Schlafstörungen. Auch das erhöhte Risiko, eine Psychose zu entwickeln, wird beschrieben.

Therapie: Die Gefahr einer Chronifizierung von Zwangsstörungen ist erheblich, deshalb ist eine möglichst frühe fachgerechte Behandlung für die Prognose ausschlaggebend. In schweren Fällen wird eine stationäre Behandlung mit Psychotherapie und Einsatz von Psychopharmaka notwendig. Prognostisch günstige Kennzeichen sind leichte, bzw. atypische Symptome, kurze Dauer vor Einsetzen der Therapie und eine gesunde Entwicklung vor der Erkrankung. Umfassende, leicht verständliche Informationen für Betroffene und ihre Bezugspersonen sind in den folgenden Büchern zu finden:

Weiterführende Literatur

Schmidt-Traub, S. (2013): Zwänge bei Kindern und Jugendlichen. 2.Aufl. Hogrefe, Göttingen

Fricke, S., Armour, K. (2016): Dem Zwang die rote Karte zeigen. 2. Aufl. Balance, Köln

Wewetzer, G., Wewetzer C. (2014): Ratgeber Zwangsstörungen bei Kindern und Jugendlichen. Hogrefe, Göttingen

2.2 Externalisierende Störungen

2.2.1 Aufmerksamkeitsstörungen

FALLBEISPIEL

Der achtjährige **Caspar** wurde schon als Kleinkind als unruhig und impulsiv beschrieben. Er versuchte der Mutter gegenüber schon früh seinen Willen, z. B. beim Essen, durchzusetzen. Wenn er ein gewünschtes Spielzeug nicht bekam, tobte er. Im Kindergarten verhielt es sich kleinkindlich, konnte sich nur sehr kurz konzentrieren, ließ sich leicht ablenken, verweigerte die Umsetzung von Anweisungen, hielt sich nicht an Regeln, störte die anderen Kinder und seine Frustrationstoleranz war äußerst gering. Mit seinem dominanten Verhalten machte er sich bei den Gleichaltrigen sehr unbeliebt und war sozial isoliert.

ADHS ist die Abkürzung für **A**ufmerksamkeits-**D**efizit-**H**yperaktivitäts-**St**örung, eine der meist diagnostizierten psychischen Auffälligkeiten im Kindes- und Jugendalter. Sie ist gekennzeichnet durch eine Beeinträchtigung der Aufmerksamkeit, der Impulskontrolle und des Antriebs. Betroffene Kinder und Jugendliche unterscheiden sich von normal entwickelten Kindern und Jugendlichen ihrer Altersgruppe durch das Ausmaß und die Stärke der Probleme. Die Auffälligkeiten treten bereits vor dem Alter von fünf Jahren auf und sind in verschiedenen Situationen und Lebensbereichen nachweisbar. Die Prävalenz, d. h. Häufigkeit in der Bevölkerung, ist abhängig von den verwendeten Diagnosekriterien und bewegt sich in einem Bereich von fünf bis zehn Prozent, wobei Knaben zwei- bis dreimal häufiger betroffen sind als Mädchen. Hyperaktivität ist nicht immer nachweisbar, sodass von einem unaufmerksamen Subtypus gesprochen wird („Träumerchen"). Häufig sind zusätzliche Symptome nachweisbar wie oppositionelles Trotzverhalten, auffälliges Sozialverhalten, depressive Störung, Angststörung, Tic-Störung und Teilleistungsstörungen mit nachfolgenden Lernstörungen.

DEFINITION

Eine Gruppe von Störungen mit **Aufmerksamkeitsstörung, Impulsivität und Hyper- oder Hypoaktivität**, charakterisiert durch frühen Beginn (bis spätestens im fünften Lebensjahr). Die Symptome sind situationsunabhängig, die Dauer der Symptomatik mindestens ein Jahr, bei einem Intelligenzquotienten von mindestens 70 bis Hochbegabung.

Symptome:

- Unaufmerksamkeit: Kurze Konzentrationsspanne, hohe Ablenkbarkeit. Begonnene Tätigkeiten können nicht zu Ende geführt werden.
- Hyperaktivität: Ruhelosigkeit und ständiges Zappeln. Das Kind kann nicht länger sitzen bleiben, z. B. in der Schule, bei Hausaufgaben oder am Esstisch, es läuft und klettert ständig herum. Im Jugendalter kann die äußere Unruhe zurückgehen, dafür wird oft starke innere Unruhe und Anspannung beschrieben.
- Impulsivität: unüberlegte, plötzliche Handlungen, deren Folgen nicht bedacht werden. Dazu gehört z. B. herausplatzen mit Antworten, bevor die Frage zu Ende gestellt ist, unterbrechen von anderen, nicht abwarten können, bis das Kind an der Reihe ist.

Eine familiäre Häufung weist auf genetische Zusammenhänge hin, die sich in grundlegenden Dysfunktionen von Hirnnetzwerken und seinen Neurotransmittersystemen manifestieren. Organische Hirnschäden, die nach zentralnervösen Infektionen, Schädel-Hirntraumata sowie Komplikationen während Schwangerschaft und Geburt auftreten können, können ähnliche Symptome zur Folge haben, sind aber eher selten in der Anamnese zu finden.

Vor einer Behandlung ist eine sorgfältige Abklärung mit einem mehrdimensionalen Untersuchungsgang notwendig. Dieser erhebt die häusliche Situation mit einer genauen Anamnese, das schulische Umfeld und die Leistungsfähigkeit. Es folgt die Exploration der Symptomatik mit Verhaltensbeobachtung, eine entwicklungsneurologische und eine neuropsychologische Untersuchung.

Therapie: Die Therapie muss ebenfalls mehrdimensional erfolgen. Einzelpsychotherapie oder Gruppentherapie, u. a. mit verhaltenstherapeutischen Methoden, sind wirksam. Manchmal ist eine Medikation sinnvoll. Es gibt heute hochwirksame Medikamente, die sich auf das Neurotransmittersystem auswirken. Sie können bei sorgfältiger Auswahl in der Behandlung eine wichtige Säule sein und durch Erfolgserlebnisse beim Lernen und in der Freizeit für das Kind zur Verbesserung des Selbstkonzepts beitragen. Funktionelle Therapien sind bei Teilleistungsschwächen wichtig, z.B. Psychomotorik, Ergotherapie und Logopädie. Elternarbeit ist unumgänglich für einen positiven Therapieverlauf.

Kinder mit einer ADHS fordern ihr Umfeld stark heraus und Eltern, Lehr- und Betreuungspersonen kommen immer wieder an die Grenzen ihrer Belastbarkeit. Sie können auch das Problemverhalten der Kinder und Jugendlichen, z.B. provokatives Verhalten, verstärken, wenn sie ihnen zum falschen Zeitpunkt Aufmerksamkeit schenken. Kinder und Jugendliche mit einer ADHS müssen zum richtigen Zeitpunkt für positives Verhalten gelobt und belohnt werden.

Spontanheilung mit zunehmendem Alter ist eher die Ausnahme als die Regel. Patienten mit unbehandelter ADHS können weitere psychische Störungen entwickeln, u.a. Depressionen, soziale Probleme, dissoziale Störungen und Suchtkrankheiten bis zu Psychosen.

Weiterführende Literatur

Döpfner, M., Frölich, J., Lehmkuhl, G. (2013): Aufmerksamkeitsdefizit-/Hyperaktivitätsstörung (ADHS). 2. Aufl. Hogrefe, Göttingen

2.2.2 Störung des Sozialverhaltens

FALLBEISPIEL

Alberto, fünf Jahre alt, jüngster Sohn einer Familie aus Portugal, die erst kürzlich in die Schweiz gezogen war, wird im Kindergarten als untragbar beurteilt und kurz darauf ausgeschlossen. Alberto griff andere Kinder an, zerstörte deren Spielsachen und Zeichnungen, war ständig in Bewegung und konnte sich nicht an die einfachsten Regeln halten. Seine Kontaktversuche waren so grob, dass alle Kinder Angst vor ihm bekamen und sich von ihm abwandten. In der weniger strukturierten Pause warf er Gegenstände und Essen im ganzen Kindergarten herum. Aufgrund dieses impulsiven, ungesteuerten Verhaltens brauchte er fast ständig Einzelbetreuung. In seiner Vorgeschichte fällt auf, dass er im Heimatland fast ausschließlich von seinen beiden Großmüttern mit sehr unterschiedlichem Erziehungsstil betreut wurde. Die eine wurde von den Eltern als sehr autoritär, die andere als außerordentlich gewährend beschrieben.

Eine Störung des Sozialverhaltens tritt oft kombiniert mit einer ADHS auf und ist wiederum beim männlichen Geschlecht deutlich häufiger zu finden als beim weiblichen. Es sind bis zu acht Prozent der Kinder und Jugendlichen aus der Allgemeinbevölkerung betroffen, wobei die Prävalenz bei Knaben von sechs bis sechzehn Prozent, diejenige bei Mädchen von zwei bis neun Prozent variiert.

DEFINITION

Eine **Störung des Sozialverhaltens** äußert sich durch dissoziales, aggressives oder aufsässiges Verhalten, das wiederholt und andauernd auftritt und in extremer Form gröbste Verletzungen altersentsprechender sozialer Erwartungen beinhaltet. Die Symptome gehen über gewöhnlichen kindlichen Unfug oder jugendliche Aufmüpfigkeit hinaus und treten während mindestens sechs Monaten auf.

Die Formen des oppositionellen oder aggressiven Verhaltens hängen stark vom Alter des Kindes oder Jugendlichen ab. Am häufigsten tritt aggressives Verhalten im Vorschulalter auf, die schwerwiegenderen Formen bis zur eigentlichen Delinquenz jedoch erst in der Adoleszenz oder im früheren Erwachsenenalter. In der internationalen Klassifikation psychischer Störungen ICD-10 (Dilling et al. 2015) werden vier Formen des Störungsbildes unterschieden:

- Auf den familiären Rahmen beschränkte Störung des Sozialverhaltens, wobei das Verhalten und die Beziehungen des Kindes im außerfamiliären Rahmen unauffällig wirken.
- Störung des Sozialverhaltens bei fehlenden sozialen Bindungen. Es besteht eine Kombination von anhaltendem dissozialem und aggressivem Verhalten mit einer bedeutsamen Beziehungsstörung. Als Hauptmerkmal gilt hier die fehlende Einbindung in die Gruppe der Gleichaltrigen.

Meist sind auch die Beziehungen zu Erwachsenen belastet. Die dissozialen und aggressiven Handlungen werden typischerweise allein begangen.

- Eine Störung des Sozialverhaltens bei vorhandenen sozialen Bindungen unterscheidet sich von der zuletzt beschriebenen Form durch angemessene andauernde Freundschaften mit Gleichaltrigen – oft mit ähnlichen Verhaltensauffälligkeiten.
- Störung des Sozialverhaltens mit oppositionellem, aufsässigem Verhalten zeigen oft Kinder bis zum Alter von neun bis zehn Jahren. Hier sind meist keine schweren dissozialen oder aggressiven Handlungen im Vordergrund, sodass sie als leichtere Form der Störung betrachtet werden kann.

Die Häufigkeit von Störungen des Sozialverhaltens liegt gemäß diversen Bevölkerungsstudien im Bereich von vier bis fünf Prozent, wobei – noch deutlicher als bei der ADHS – Knaben viermal häufiger betroffen sind als Mädchen.

Entstehung: Im Unterschied zu den bisher beschriebenen Störungen spielen biologische Faktoren nur eine geringe Rolle. Das Risiko, eine Sozialverhaltensstörung zu entwickeln, steigt mit dem Zusammentreffen von psychosozialen Risikofaktoren, wie niedriges sozioökonomisches Niveau und/oder Kriminalität in der Familie, psychische Störungen und/oder Paarkonflikte der Eltern, mangelnde Erziehungskompetenz der Eltern mit ausgeprägtem Schwanken zwischen Gewährenlassen und autoritären Strafen bis zur Misshandlung. Diese Risikofaktoren sind für die Entstehung wie auch für die Aufrechterhaltung von Sozialverhaltensstörungen mitverantwortlich.

Persönlichkeitsmerkmale wie Impulsivität (z. B. bei ADHS) und persönliche Lebensgeschichte spielen ebenfalls mit. Störungen des Sozialverhaltens können auch bei anderen psychischen Krankheiten vorkommen und werden dort diagnostisch untergeordnet.

Behandlung: Ansätze von familienorientierter Verhaltenstherapie sind erfolgsversprechend. Bei dieser indirekten Behandlung nach Prinzipien des sozialen Lernens wird in Elterntrainings eine grundlegende Veränderung des fehlangepassten elterlichen Erziehungsverhaltens vermittelt. Die Eltern lernen, das erwünschte Verhalten ihres Kindes zu verstärken und unangemessenes dissoziales Verhalten mit angemessenen erzieherischen Maßnahmen zu unterbinden. Mit betroffenen Kindern oder Jugendlichen werden auch Methoden einer direkten Verhaltenstherapie in Form von Einzel- und Gruppentherapie zur Verstärkung von erwünschtem prosozialem Verhalten und sozialen Fertigkeiten eingesetzt.

Der Verlauf wird im Vergleich mit anderen psychischen Störungen im Kindes- und Jugendalter als prognostisch ungünstiger beschrieben. Das Merkmal der Aggressivität bildet sich am wenigsten zurück. So entwickelt ein Drittel der Kinder und Jugendlichen mit einer Sozialverhaltensstörung im Erwachsenenalter eine sogenannte dissoziale Persönlichkeitsstörung, wobei dies v. a. für männliche Betroffene gilt. In diesen Bereich gehört auch der Substanzmissbrauch. Mädchen mit einer Sozialverhaltensstörung entwickeln im Erwachsenenalter eher Depressionen oder Angststörungen.

Weiterführende Literatur

Petermann, F., Döpfner, M., Görtz-Dorten, A. (2016): Aggressiv-dissoziale Störungen. 3. Aufl. Hogrefe, Göttingen

2.3 Persönlichkeitsstörungen – emotional-instabile Persönlichkeitsstörung vom Borderline-Typ

FALLBEISPIEL

Lisa ist 15 Jahre alt und lebt seit dem Alter von zwei Jahren in einer Pflegefamilie. Seit zwei Jahren hat sie immer wieder Suizidgedanken und verletzt sich am Abend selbst durch Ritzen an den Unterarmen. Sie hat Schwierigkeiten, Freunde zu finden und hat den Eindruck, dass sie von Gleichaltrigen nicht gemocht und abgelehnt wird. Ihre Stimmung schwankt sehr stark, manchmal weiß sie gar nicht, welches Gefühl sie gerade hat, nur dass es sehr stark ist …

Persönlichkeitsstörungen werden typischerweise im Erwachsenenalter diagnostiziert, da es sich um anhaltende Persönlichkeitsmerkmale handelt, die zu einem persönlichen Leidensdruck führen oder zu deutlichen Einschränkungen im Alltag (Funktionsniveau). Bei Kindern und Jugendlichen geht man davon aus, dass die Persönlichkeitsmerkmale noch veränderlich sind. Bestimmte psychische Störungen im Kindes- oder Jugendalter gelten jedoch als Risikofaktor für eine spätere Persönlichkeitsstörung. Eine besondere Bedeutung in der Kinder- und Jugendpsychiatrie hat die „Emotional-instabile Persönlichkeitsstörung vom Borderline-Typ". Sie beginnt meist im Jugendalter und ist mit einem hohen Leidensdruck und einer deutlichen Entwicklungsgefährdung verbunden.

Symptome: Auffälligkeiten können folgende Bereiche betreffen:

- Gefühle
  - unangemessene, heftige Wut oder Schwierigkeiten, die Wut zu kontrollieren
  - affektive Instabilität mit ausgeprägter Orientierung an der aktuellen Stimmung
  - chronisches Gefühl von Leere
  - unzureichende Gefühlskontrolle mit ausgeprägten Stimmungsschwankungen und überschießenden, für die Situation zu starken Gefühlsreaktionen
  - mangelnde Unterscheidungsfähigkeit zwischen Gefühlen
- Impulsivität
  - in mindestens zwei potenziell selbstschädigenden Bereichen (Sexualität, Substanzmissbrauch, Essattacken, …)
  - wiederkehrende Suiziddrohungen, -andeutungen oder -versuche oder Selbstverletzungsverhalten
- Gedanken
  - vorübergehende stressabhängige paranoide Vorstellungen oder schwere dissoziative Symptome
  - Identitätsstörung: ausgeprägte Instabilität des Selbstbildes oder der Selbstwahrnehmung
- zwischenmenschlicher Bereich
  - verzweifeltes Bemühen, reales oder imaginäres Alleinsein zu verhindern
  - ein Muster instabiler, aber intensiver zwischenmenschlicher Beziehungen
  - Konflikte zwischen dem Bedürfnis nach Autonomie und Wünschen nach Nähe (Wechsel zwischen extremen Bindungswünschen und abrupten Beziehungsabbrüchen)

Entstehung: Die Pionierin in der Behandlung der Borderline-Störung, Marsha Linehan (2014), hat das „Bio-psycho-soziale Modell" zur Erklärung der Entstehung entwickelt. Dieses Modell geht davon aus, dass eine biologisch bedingte emotionale Verletzlichkeit (Sensibilität, heftige Reaktionen, langsame Rückkehr zum Ausgangsniveau der Gefühlslage) beim Betroffenen vorliegt und ein invalidierendes Umfeld diese Verletzlichkeit verstärkt. „Invalidierendes Umfeld" bedeutet, dass die unmittelbaren Bezugspersonen

- das Verhalten
- die Emotionsregulation
- die Problemlösungsstrategien

des Kindes oder Jugendlichen als falsch oder unpassend bezeichnen und missachten. Patienten mit einer emotional-instabilen Persönlichkeitsstörung haben:

- gehäuft traumatische Erlebnisse hinter sich
- zeigen ein unsicheres Bindungsverhalten
- haben Schwierigkeiten in sozialen Interaktionen
- fühlen sich häufiger durch andere Menschen abgewertet und abgelehnt („Rejection Sensitivity")

DEFINITION

Rejection Sensitivity bedeutet eine erhöhte Angst vor Zurückweisung in sozialen Situationen, mit der Tendenz, uneindeutige Gesten als Ablehnung wahrzunehmen, mit dysfunktionalen Verhaltensreaktionen auf wahrgenommene soziale Ablehnung. Es ist ein Teufelskreis der selbsterfüllenden Prophezeiung: Reagiert der Patient auf neutrale soziale Interaktionen mit Feindseligkeit, Aggressivität oder sozialem Rückzug steigt die Wahrscheinlichkeit, in Zukunft von diesem Interaktionspartner tatsächlich abgelehnt zu werden.

Erfahrungen in der Kindheit (Zanarini et al. 1997):

- 27 % der Patienten berichten von sexuellem Missbrauch durch eine Bezugsperson
- 91 % berichten vom Vorliegen von emotionalem, verbalem oder körperlichem Missbrauch
- 92 % berichten von Vernachlässigung durch Eltern und Bezugspersonen (emotionale Kälte, geringschätzige Behandlung, mangelnde Beziehung)

EXKURS

Dialektisch-behaviorale Therapie (DBT bzw. DBT-A für Jugendliche): Marsha Linehan hat in den 1980er Jahren mit der DBT ein sehr wirksames Therapieverfahren für Patienten mit einer emotional-instabilen Persönlichkeitsstörung erschaffen. Es handelt sich um ein umfassendes Therapiekonzept, dass auch für den Einsatz bei Jugendlichen angepasst wurde. Die Therapie besteht aus dem Besuch einer Gruppentherapie (Skillsgruppe), in welcher Fertigkeiten vermittelt werden und einer begleitenden Einzeltherapie. Zusätzlich bietet der behandelnde Einzeltherapeut ein Telefoncoaching an. Therapieziele und Absprachen sind klar in einem Behandlungsvertrag geregelt.

Therapieziele in Anlehnung an die Grundsätze der DBT:

- Förderung von Fertigkeiten in Bezug auf
  - Stresstoleranz (Suizidalität und selbstverletzendes Verhalten)
  - Achtsamkeit
  - Umgang mit Gefühlen
  - Zwischenmenschliche Interaktion
  - Selbstwert
  - Substanzabusus
- Steigerung der Motivation zur Veränderung
- Übertragung neu erlernter Fertigkeiten in den Alltag

Neben dem Fertigkeitenerwerb spielt natürlich auch in der DBT die Beziehungsgestaltung eine wichtige Rolle.

Weiterführende Literatur

von Auer, A. K., Bohus, M. (2017): Interaktives Skillstraining für Jugendliche mit Problemen der Gefühlsregulation (DBT-A). Schattauer, Stuttgart

2.4 Essstörungen

FALLBEISPIEL

Die 14 Jahre alte **Emma** wurde in der Schule von Mitschülern gehänselt, weil sie leicht übergewichtig war. Sie hat daraufhin beschlossen, fast ausschließlich Obst und Salat zu essen. Ihre Eltern haben sich zunächst gefreut, dass Emma so auf ihr Gewicht und ihre Gesundheit achtet, und sie sehr bestärkt. Aber anstatt bei einem „gesunden Gewicht" mit der Diät aufzuhören, isst Emma immer weniger, nimmt weiter ab und findet sich trotzdem zu dick.

Bei den Essstörungen werden restriktive Essstörungen von bulimischen Essstörungen unterschieden.

2.4.1 Restriktive Essstörungen – Magersucht (Anorexia nervosa)

Symptome:

- selbst herbeigeführter Gewichtsverlust durch
  - Vermeidung hochkalorischer Speisen
  - selbst induziertes Erbrechen oder Abführmittel
  - übertriebene körperliche Aktivität
  - Gebrauch von Appetitzüglern oder Diuretika
- Körperschemastörung verbunden mit einer überwertigen Idee, zu dick zu sein
- Störung auf Hormonebene (führt zu einem Ausbleiben der Regelblutung, erhöhtem Wachstumshormonspiegel und Cortisolspiegel, Änderung im Stoffwechsel von Schilddrüsenhormonen und Insulinsekretion)

Mädchen sind häufiger als Jungen betroffen, etwa ein Prozent der Jugendlichen leiden unter einer Magersucht. Der Erkrankungsgipfel liegt bei 14 Jahren.

Entstehung: Es wird ein bio-psycho-soziales Erklärungsmodell angenommen. Neben einer genetischen Vulnerabilität des serotonergen Neurotransmittersystems, welche durch frühe Umwelteinflüsse (perinatale Faktoren) oder traumatisierende Erfahrungen verstärkt werden kann, wird der pubertäre Östrogenanstieg als Risikofaktor diskutiert.

Als individuelle psychische Faktoren zeigen sich Defizite bei der Bewältigung von Entwicklungsaufgaben, ein negatives Selbstbild, ein ausgeprägtes Harmoniebedürfnis, mangelnde Autonomie, soziale Ängstlichkeit und ein übertriebener Leistungsanspruch (Perfektionismus). Diese Persönlichkeitsmerkmale nehmen Einfluss auf die familiäre Interaktion, woraus sowohl ein (über)behütender wie auch ein einengender Erziehungsstil folgen kann. Als wichtiger sozialer Einflussfaktor wird das gesellschaftliche Schlankheitsideal benannt.

Die häufigste Begleiterkrankung ist eine depressive Störung, aber auch Angststörungen (vor allem soziale Phobie) und Zwangsstörungen kommen gehäuft vor.

Therapie: Die Therapie setzt sich zusammen aus einer somatischen Rehabilitation und Ernährungstherapie, einer individuellen psychotherapeutischen Behandlung und dem Einbezug der Familie. Manchmal wird die Therapie durch ein Medikament ergänzt.

Zunächst erfolgen eine Psychoedukation von Patient und Eltern und eine Einschätzung der körperlichen Risiken (bzw. der schon bestehenden körperlichen Komplikationen). Daraus ergibt sich dann meist das geeignete Behandlungssetting (ambulant, tagesklinisch oder stationär).

Häufig besteht bei ausgeprägtem Untergewicht bei den Patienten selbst keine Therapiemotivation, was für ein ambulantes Setting erschwerend sein kann.

Auf eine Phase der Gewichtszunahme (meist unterstützt durch einen Essensplan) folgen der Gewichtserhalt und die Normalisierung des Essverhaltens.

In der Psychotherapie stehen vor allem die Emotionsregulation, die mit der Essstörung verbundenen dysfunktionalen Gedanken und eine Verbesserung der Interaktion und Beziehungsfähigkeit im Vordergrund. Die Behandlung der Körperschemastörung nimmt einen besonderen Stellenwert ein, da sie häufig recht schwer zu beeinflussen ist, allerdings eine leichte Verbesserung durch die Normalisierung des Körpergewichts erfährt.

2.4.2 Bulimischer Typ – Ess-Brech-Sucht (Bulimia nervosa)

Symptome:

- wiederholte Heißhungerattacken
- Körperschemastörung
- übermäßige Beschäftigung mit der Kontrolle des Körpergewichtes

- Versuch, der Gewichtszunahme durch Nahrung mit folgenden Verhaltensweisen gegenzusteuern
  - Erbrechen
  - Abführmittel
  - zeitweilige Hungerperioden
- Einnahme von Appetitzüglern, Schilddrüsenhormonen oder Entwässerungsmitteln (Diuretika)

Auch hier sind Mädchen häufiger betroffen als Jungen. Die Erkrankung beginnt meist später als die Magersucht, meist im Alter zwischen 16 und 19 Jahren, und sie ist mit drei Prozent der Jugendlichen deutlich häufiger als die Magersucht. Zum Teil entwickelt sich die Ess-Brech-Sucht aus einer Magersucht.

Entstehung: Wichtig scheint das Vorliegen einer Impulskontrollstörung wie auch Schwierigkeiten in der Emotionsregulation. Diese beiden Faktoren begünstigen die Entstehung einer Ess-Brech-Sucht. Die Essattacken treten meist in folgenden Situationen auf:

- im späteren Tagesverlauf (wenn sich Anspannung angestaut hat),
- wenn die Patienten allein sind,
- nach Konflikten,
- nach Hungern (im Rahmen von Diäten) und
- bei Stimmungsabfall.

Begleitend existieren häufig eine depressive Symptomatik sowie Zwangs- und Angststörungen, Persönlichkeitsstörungen, Störungen der Impulskontrolle und des Sozialverhaltens und Substanzmissbrauch.

Therapie:
- Normalisierung des Essverhaltens (Hungerphasen durch z. B. einen Essensplan vermeiden)
- Entwicklung alternativer Emotionsregulationsstrategien
- Verstehen und Veränderung krankheitserhaltender Denkmuster
- Entwicklung eines adäquaten Selbstbildes

Weiterführende Literatur

Wigger, M. C. (2011): Der Weg meiner Magersucht. Rothus, Solothurn

2.5 Autismus-Spektrum-Störung (ASS)

FALLBEISPIEL

Emil ist zehn Jahre alt und gerade von der Grundschule auf das Gymnasium gewechselt. In der Klasse ist er ein Außenseiter und findet keinen Anschluss. Wenn die anderen lachen, versteht er den Scherz nicht und kann nie mitlachen. Oft lachen sie auch über ihn, weil er so „geschwollen" redet. In seiner Freizeit beschäftigt er sich seit vielen Jahren schon mit Astronomie.

Die Diagnose einer autistischen Störung hat sich im letzten Jahrzehnt stark gewandelt. Die frühere Unterscheidung in einen frühkindlichen Autismus (auch Kanner-Autismus genannt), einen atypischen Autismus und den Asperger-Autismus ist dem Konstrukt einer Autismus-Spektrum-Störung (ASS) gewichen, in welcher Störungsbereiche definiert werden, die in unterschiedlichem Ausmaß beeinträchtigt sind. Man geht davon aus, dass etwa ein Prozent aller Kinder dem autistischen Spektrum zuzuordnen sind. Diese Zahl ist – vermutlich im Zusammenhang mit den veränderten diagnostischen Kriterien – gestiegen, was jedoch eher nicht damit zusammenhängt, dass die Störung häufiger geworden ist, sondern damit, dass sich die diagnostischen Kriterien geändert haben.

Entstehung: Die Ursache einer ASS ist nicht eindeutig geklärt. Es gibt verschiedene Untersuchungen, die einen genetischen Einfluss gezeigt haben, wie auch einen Zusammenhang mit prä-, peri- und postpartalen Einflüssen auf die Gehirnentwicklung.

Symptome:

- Schwierigkeiten in der Kommunikation und in der sozialen Interaktion und Vorstellungskraft
- eingeschränkte und repetitive Interessen und Verhaltensweisen, Sonderinteressen
- keine Störung der Sprachentwicklung, aber häufig auffälliger Sprachstil bis hin zu schwerwiegenden Sprachentwicklungsstörungen

In Bezug auf die intellektuelle Leistungsfähigkeit reicht das Spektrum von einer deutlichen Intelligenzminderung bis zu einer überdurchschnittlichen Intelligenz.

Die ASS wird typischerweise im Kindesalter diagnostiziert und bleibt ein Leben lang bestehen, was jedoch nicht heißt, dass sie sich nicht verändert. Durch Unterstützung einer Therapie und durch das Umfeld können Kompetenzen und Fähigkeiten erworben werden, die den Alltag vereinfachen.

Neben dem Störungsblick auf den Autismus hat sich der Blickwinkel der „Neurodiversität“ entwickelt. Hierbei sieht man den Autismus als eine andere Art, die Welt zu sehen und zu verstehen, die akzeptiert und respektiert werden soll. Einige der Unterschiede werden auch als Stärken wahrgenommen – so zum Beispiel die Ehrlichkeit und direkte Kommunikation ohne Hintergedanken. Im Zusammenhang mit Spezialinteressen fällt eine große Begeisterung und Ausdauer, Gewissenhaftigkeit, Konzentration und Präzision auf. Zudem weisen Menschen mit Autismus häufig intakte oder sogar überlegene Kompetenzen beim Verstehen oder Konstruieren von Systemen auf. Dazu gehört die Fähigkeit zu systematisieren wie auch auf Einzelheiten zu achten.

Um einem Kind mit Autismus die bestmögliche Unterstützung zu bieten eignet sich die „Autismus-Brille“ (nach Todd 2015). Hierunter verstecken sich acht Grundprinzipien des Autismus, die in der Ich-Form aus Sicht des autistischen Kindes oder Jugendlichen formuliert sind:

- Soziale Interaktionen fallen mir schwer.
- Ich brauche Hilfe, um zu kommunizieren und die Kommunikation anderer Menschen zu verstehen.
- Ich verstehe nicht immer, was andere Menschen denken oder fühlen.
- Ich habe Gewohnheiten, die ich einhalte, und Verhaltensweisen, die ich ständig wiederholen muss, oder besondere Interessen, die mir wichtig sind.
- Ich brauche zusätzliche Unterstützung, um mit Veränderungen zurechtzukommen.
- Meine Sinneswahrnehmungen sind anders als deine.
- Ich habe einen sehr guten Blick für Einzelheiten, sehe aber nicht immer den größeren Zusammenhang.
- In erster Linie bin ich ein junger Mensch mit seiner eigenen Geschichte und seinen persönlichen Vorlieben und Abneigungen.

Mögliche Therapieziele:

- soziale Fertigkeiten entwickeln
- Kommunikation und Verständnis fördern

- emotionales Wohlbefinden und psychische Gesundheit fördern (dazu gehört auch das Wahrnehmen und den Umgang mit Gefühlen zu erlernen sowie emotionale Grundbedürfnisse erkennen und darauf reagieren zu können)
- problematische Verhaltensweisen verstehen und bewältigen

Weiterführende Literatur

Todd,. S. (2015): Eine eigene Welt. Kommode, Zürich

Attwood, T. (2008): Ein ganzes Leben mit dem Asperger-Syndrom. TRIAS, Stuttgart

2.6 Bindungsstörungen

Bindung meint zunächst die Art, wie ein Kind und seine primäre Bezugsperson miteinander interagieren. In den ersten Lebensmonaten und -jahren bildet sich ein Muster der Interaktion heraus, welches als „Bindungstyp" beschrieben wird. Diese Bindungsqualität ist jedoch kein Fixum, sondern ein Kontinuum, das sich durch emotionale Erfahrungen in Beziehungen verändern kann. Nach Bowlby (1975) stellt das Bindungssystem ein primäres, genetisch verankertes, motivationales System dar, das zwischen der primären Bezugsperson und dem Säugling nach der Geburt aktiviert wird und dem Überleben dienen soll. Eine wichtige Rolle auf Hormonebene wird hier dem Oxytocin zugeschrieben, welches nach der Geburt ausgeschüttet wird. Oxytocin ist für den Beginn der Wehen, die Rückbildung der Gebärmutter nach der Geburt, den Milchfluss sowie auch für das Gefühl, einander nahe sein zu wollen, für Vertrautheit und Entspannung verantwortlich. Dies sowohl bei der Mutter wie auch beim Kind. Nach der Geburt wird die Oxytocinausschüttung vor allem über Körperkontakt bewirkt. Neben dem Oxytocin spielt für die Bindung vor allem die Feinfühligkeit der Mutter eine Rolle: Signalisiert der Säugling ein Bedürfnis, ist es wichtig, dass die Bezugsperson dieses Bedürfnis wahrnimmt und angemessen und prompt darauf reagiert. Im Laufe des ersten Lebensjahres entwickelt sich so aus vielen Interaktionserlebnissen ein inneres Arbeitsmodell beim Säugling („Inner Working Model": Bowlby 1975; Main et al. 1985). Zunächst ist dieses Arbeitsmodell noch flexibel, wird jedoch im Laufe der Zeit zunehmend zu einer „Bindungsrepräsentation". Diese kann sich durch alternative, bedeutungsvolle Bindungserfahrungen wie auch Verluste oder traumatische Erfahrungen noch verändern und modifizieren, mit zunehmendem Alter jedoch immer weniger. Dem Bindungsbedürfnis steht das Explorationsbedürfnis als entgegengesetzte Motivation gegenüber. Bindung entwickelt sich im Alter von ein bis drei Jahren im Wechsel von Bindungsverhalten (Nähe und Trost suchen, Sicherheit erfahren, usw.) und Explorationsverhalten (sich von der Bindungsperson entfernen und die Welt erkunden/spielen). Gelingt es, beide Aspekte zu integrieren, erfährt das Kleinkind also, dass es vom „sicheren Hafen" der Bindung aus seine Autonomie entwickeln kann. Es entwickelt sich ein sicherer Bindungstyp als Grundlage für die Beziehungsgestaltung während der gesamten Lebensspanne. Nach Mary Ainsworth (1991) werden folgende Bindungstypen unterschieden:

- **Sicherer Bindungstyp:** Wird das Bindungssystem aktiviert (z.B. durch Vermissen der Bindungsperson, Angst oder Schmerz beim Explorieren), zeigt das Kind angemessenes Suchen von Kontakt, Trost und Sicherheit. Die Entwicklung wird getragen von einem gesunden Selbstempfinden, Sicherheitsgefühl und Vertrauen in die Bezugspersonen.
- **Unsicher-vermeidender Bindungstyp:** Wurden Bindungssignale des Kindes meist nur kurz und oberflächlich beantwortet (z.B. bei einer Mutter, die Wert auf selbständige Beschäftigung des Kindes legt), sendet das Kind reduzierte Signale an die Bindungspersonen bei Bedarf an Schutz und Trost. So werden letztendlich Enttäuschungen vermieden.
- **Unsicher-ambivalenter Bindungstyp:** Hat ein Kind erfahren, dass seine Bindungspersonen überbehütend und warnend auf Explorationsverhalten reagieren und sich beim Trösten unvorhersehbar verhalten, schränkt es sein Explorationsverhalten ein und befindet sich in erhöhter Wachsamkeit, wann die Bezugsperson für Zuwendung und Körperkontakt zugänglich ist.

Die beiden genannten unsicheren Bindungsmuster sind Adaptationsleistungen an ungünstige Bedingungen. Diese Kinder sorgen quasi für ein funktionales System, das „die beste Variante" für ihre Entwicklung unter den gegebenen Bedingungen darstellt. Ein sicherer Bindungstyp stellt einen Resilienzfaktor dar, unsichere Bindungstypen können als Risikofaktor für psychische Störungen jeglicher Art verstanden werden. Es gibt jedoch keine klar verknüpfte Psychopathologie. Größere Nähe zu schweren Entwicklungsstörungen findet sich bei einem desorganisierten Bindungsverhalten.

- **Desorganisierter Bindungstyp:** Haben Kinder erfahren, dass sie bei ihren Bindungspersonen in der Regel nicht nur keinen Schutz und Trost fanden, sondern diese sich sogar teils ängstigend, bedrohlich oder schädigend zeigten, geraten sie bei Aktivierung ihres Bindungssystems in einen unlösbaren Konflikt. So kann sich kein funktionales System ausbilden. Bei desorganisierter Bindung liegt also kein inneres Konzept vor, deshalb werden wahllos verschiedene Strategien angewandt.

Neben den beschriebenen Einflüssen durch die Bindungspersonen konnte in Untersuchungen gezeigt werden, dass es Kinder gibt, die trotz adäquater Verhaltensweisen der Bindungspersonen ein unsicheres Bindungsmuster oder einen desorganisierten Bindungstyp ausbilden. Hier spielen neben individuelle Eigenschaften (z.B. erhöhte Irritabilität) des Säuglings auch körperliche Erkrankungen oder Behinderungen wie auch Umweltfaktoren eine Rolle (Grossmann et al. 1985). Die Diagnose einer *Bindungsstörung* nach ICD-10 wird nur im Zusammenhang mit ausgeprägter elterlicher Vernachlässigung, Missbrauch oder schwerer Misshandlung genutzt und gehört somit eigentlich zum Bereich der komplexen Traumafolgestörungen. Es werden zwei Arten von Bindungsstörungen unterschieden(Dilling et al. 2015):

1. Reaktive Bindungsstörung
   - Beginn vor dem fünften Lebensjahr
   - deutlich widersprüchliche oder ambivalente soziale Reaktionen in verschiedenen sozialen Situationen
   - emotionale Störung
   - Nachweis, dass soziale Gegenseitigkeit und Ansprechbarkeit möglich ist (in der Interaktion mit gesunden Erwachsenen)
2. Bindungsstörung mit Enthemmung
   - diffuse Bindungen, relatives Fehlen selektiver sozialer Bindungen
   - fehlendes Suchen von Trost
   - Wahllosigkeit bei der Auswahl der Personen
   - wenig modulierte soziale Interaktionen mit unvertrauten Personen
   - allgemeines Anklammerungsverhalten in der Kindheit oder aufmerksamkeitssuchendes Verhalten und unterschiedslos freundliches Verhalten

Therapieziele:
- Aufbau von Vertrauen
- Selbstwerterleben
- Verbesserung von Bindung und Beziehung

- Verbesserung von sozialer Interaktion
- Verbesserung der Impulskontrolle

Die Therapie von Bindungsstörungen setzt häufig einen längeren Therapieprozess voraus, in welchem korrigierende Bindungserfahrungen gemacht werden. Die im ICD-10 genannten Störungen beschreiben eine Symptomatik aus dem Vorschulalter (Dilling et al. 2015). Häufig folgen diesen Symptomen andere Symptome, die einer emotionalen Störung, einer Störung des Sozialverhaltens oder einer emotional-instabilen Persönlichkeitsstörung zuzuordnen sind.

Weiterführende Literatur

Bowlby, J. (1975): Bindung. Eine Analyse der Mutter-Kind-Beziehung. Kindler, München

Brisch, K.H. (2017): Bindungsstörungen. Von der Bindungstheorie zur Therapie. Klett-Cotta, Stuttgart

Brisch, K.H., Hellbrügge T. (Hrsg.) (2015): Bindung und Trauma. Risiken und Schutzfaktoren für die Entwicklung von Kindern. 5. Aufl. Klett-Cotta, Stuttgart

2.7 Traumafolgestörungen

FALLBEISPIEL

Die fünf Jahre alte **Eva** lebt mit ihren leiblichen Eltern und ihrer acht Jahre alten Schwester zusammen. Vor zwei Monaten wurde sie bei einem Verkehrsunfall eingeklemmt, blieb sonst aber unverletzt. Jetzt zeigt sich folgende Symptomatik: Jede Nacht träumt Eva von einem Verkehrsunfall, am Tag spielt sie stundenlang am Stück immer wieder die gleiche Szene, wie Autos ineinander fahren. Eva hat Angst vor engen Räumen, Angst vor dem Autofahren und Trennungsängste. Sie macht nichts mehr mit Freundinnen, schläft schlecht, ist reizbar und schreckhaft.

Bei einer Traumafolgestörung handelt es sich um eine Verarbeitungsstörung im Gehirn nach einem Ereignis, das so schwerwiegend war, dass die psychischen Schutzmechanismen nicht ausgereicht haben. Es kommt zur Überforderung des angeborenen biologischen Stresssystems. Durch eine Überflutung wird eine angemessene Verarbeitung des Ereignisses verhindert, und es bildet sich ein Furchtnetzwerk aus, das durch verschiedenste Trigger zu einer erneuten Stressreaktion führt.

Furchtnetzwerk: Beim Menschen existieren zwei Gedächtnissysteme. Das assoziative Gedächtnis, das Sinneswahrnehmungen, Gedanken und Gefühle registriert und miteinander verknüpft, und das autobiographische Gedächtnis, das Zeit und Ort von Erlebnissen speichert.

Normalerweise arbeiten diese beiden Systeme zusammen. Im Falle eines traumatischen Ereignisses gerät das Zusammenspiel durch die Ausschüttung der Stresshormone durcheinander. Die Stresshormone sorgen dafür, dass der Körper auf die Bedrohung mit Kampf, Flucht oder Erstarren reagieren kann. Die Hirnregion, die für das assoziative Gedächtnis zuständig ist, die Amygdala, arbeitet viel intensiver und speichert alle Wahrnehmungen, die mit dem Ereignis zusammenhängen. Der Hippocampus, der für die Einordnung von Zeit und Raum verantwortlich ist, wird hingegen blockiert. Dadurch kann das Ereignis nicht als Teil der Vergangenheit abgelegt werden. Die Sinneswahrnehmungen, die mit dem Ereignis in einem Furchtnetzwerk verknüpft wurden, können durch einzelne Reize (Trigger) zu einem Wiedererleben der Situation führen.

Bei den Auslösern eines Traumas unterscheidet man folgende Dimensionen: Typ-I-Trauma (einmalig) von Typ-II-Trauma (wiederholt) sowie zwischenmenschliche Gewalt von einer Naturkatastrophe oder einem akzidentellen Trauma (z. B. Unfall).

Symptome einer Traumafolgestörung:

- Wiedererleben
  - belastende ungewollte Erinnerungen
  - Albträume
  - dissoziative Reaktionen, wie z. B. Flashbacks
  - körperliche und psychische Reaktionen bei Traumatriggern
  - kindspezifisch: traumatisches Spiel und unspezifische Angstträume
- Vermeidung
  - Vermeidung von belastenden Erinnerungen, Gedanken oder Gefühlen im Zusammenhang mit dem Trauma
  - Vermeidung externer traumabezogener Erinnerungen (Personen, Orte, Gespräche, Objekte, usw.)

- Kognition und Stimmung
  - dissoziative Amnesie für wichtige Teilaspekte des Traumas
  - andauernde negative Vorstellungen und Erwartungen über sich, andere Menschen und die Welt
  - andauernde verzerrte Kognitionen über die Ursache oder Folgen des Ereignisses, die mit Schuldgefühlen oder -zuweisungen verknüpft sind
  - andauernder negativer Affektzustand (Angst, Wut, Scham, Schuld, usw.)
  - Gefühl des Fremdseins
  - andauernde Unfähigkeit, positive Gefühle zu erleben
- Übererregbarkeit
  - erhöhte Reizbarkeit und Wutanfälle
  - rücksichtsloses und/oder selbstverletzendes Verhalten
  - Schreckhaftigkeit
  - Hypervigilanz
  - Konzentrationsprobleme
  - Schlafstörungen

Resilienz: Die Frage, ob sich nach einem Trauma eine Traumafolgestörung entwickelt oder das Kind/der Jugendliche resilient ist, hängt von verschiedenen Faktoren ab (Landolt/Hensel 2012). Einfluss haben die Traumamerkmale selbst. Hierzu gehört die „Traumadosis", die Häufigkeit (Trauma Typ-I vs. Trauma Typ-II), das Ausmaß an Kontrollverlust, ob es sich um interpersonelle oder akzidentelle Traumatisierungen gehandelt hat sowie ob es Folgen des Traumas für die sozialen und materiellen Ressourcen gibt (wie z.B. nach einem Erdbeben). Wichtig sind auch die Merkmale des Individuums: das Geschlecht, das Alter, ob eine vorbestehende Psychopathologie bzw. ein früheres Trauma existieren. Auch erhöht eine starke akute Belastungsreaktion das Risiko für eine spätere PTBS (Building Block Effect). Zudem spielt die Frage einer neurobiologischen Vulnerabilität eine Rolle.

Bei der Betrachtung der Merkmale des Umfeldes sind folgende Faktoren wichtig: die soziale Unterstützung (Familie, Schule, Gleichaltrige), die psychische Gesundheit der Eltern (allfällige eigene Traumatisierung!), die elterlichen Traumabewältigungsstrategien sowie das Vorhandensein einer nahen Bezugsperson nach dem Trauma.

Ebenfalls eine Rolle spielen die Bewertungsprozesse: die subjektiv empfundene Bedrohung und Todesangst sowie Schuldzuschreibungen.

Nach ICD-10 unterscheidet man zwischen einer akuten Belastungsreaktion (als direkte Folge auf ein traumatisches Ereignis) und einer posttraumatischen Belastungsstörung (Dilling et al. 2015).

DEFINITION

Die **akute Belastungsreaktion** tritt typischerweise unmittelbar nach dem Ereignis auf und hält mindestens drei Tage, längstens aber vier Wochen an. Von einer **posttraumatischen Belastungsstörung** spricht man, wenn die Symptome länger als einen Monat anhalten und neben Symptomen des Wiedererlebens eine Vermeidung negative Veränderungen in den Gedanken und der Stimmung sowie eine Übererregung vorliegen.

Therapieziele:

- Psychoedukation von Kind und Eltern, Vermitteln eines verständlichen und altersangemessenen Erklärungsmodells
- Sicherheit: keine neuen Traumatisierungen
- Stabilisierung (z.B. Erlernen eines Entspannungsverfahrens, Etablieren eines sicheren Ortes)
- Traumabearbeitung im Rahmen einer Traumatherapie (erfolgversprechend vor allem im Rahmen einer Exposition, wie z.B. bei der narrativen Expositionstherapie oder der traumafokussierten kognitiv-behavioralen Therapie); Ziel ist es hierbei, das traumatische Ereignis mit all seinen Modalitäten in der Vergangenheit zu „verorten"
- Einordnen des Traumas in die Biografie, Entwicklung von Zukunftsperspektiven, Reifeprozesse

Daraus folgt eine Verminderung der traumabezogenen Symptomatik und der Auswirkungen im Alltag.

Komplexe Traumafolgestörung: Das Konstrukt einer komplexen Traumafolgestörung existiert (noch) nicht in den Diagnosesystemen. Sie ist typisch bei chronischer und interpersoneller Traumatisierung und hat häufig Komorbidität als Merkmal:

- Bindungsstörungen
- Dissoziative Störung
- Störung des Sozialverhaltens
- Depression
- Angststörungen
- Borderline-Persönlichkeitsstörung
- Substanzmissbrauch

Therapieziele: Neben den oben genannten Therapiezielen sind beim Vorliegen einer komplexen Traumafolgestörung zusätzlich der Aufbau von Regulationsmöglichkeiten und der Einbezug des Systems wichtig.

Weiterführende Literatur

Landolt, M. A., Hensel, T. (2012): Traumatherapie bei Kindern und Jugendlichen. Hogrefe, Göttingen

2.8 Ausscheidungsstörungen

FALLBEISPIEL

Jan ist neun Jahre alt und nässt tags und nachts ein. Wenn er tagsüber mit anderen Kindern spielt oder auch vor dem Fernseher sitzt und seine Lieblingsserie schaut, ist plötzlich seine Hose nass und manchmal auch noch ein Riesenfleck auf dem Sofa. Seine Mutter wird dann superärgerlich. Auf Toilette geht er nur dreimal am Tag. Nachts ist das Bett in jeder Nacht nass. Jetzt steht eine Klassenfahrt an, und Jan bekommt Angst und möchte nicht mitfahren.

Bei den Ausscheidungsstörungen werden Einnässen und Einkoten voneinander unterschieden.

EXKURS

Sauberkeitsentwicklung:
Bei der Sauberkeitsentwicklung gibt es einen typischen zeitlichen Verlauf: Zunächst wird die Darmkontrolle erlernt (zwischen dem zweiten und vierten Lebensjahr), dann folgt die Blasenkontrolle tagsüber und als letztes die Trockenheit nachts. Normalerweise ist die Sauberkeitsentwicklung mit dem fünften Lebensjahr abgeschlossen. Entgegen bisheriger Annahmen hat das Sauberkeitstraining keinen Einfluss auf das Erreichen von Trockenheit (Lempp 2011).

2.8.1 Einnässen (Enuresis)

Als Einnässen im Sinne einer Störung wird nach ICD-10 ein unwillkürlicher Harnabgang ab dem Alter von fünf Jahren und mit einer Häufigkeit von mehr als zweimal pro Monat über mindestens drei Monate hinweg bezeichnet (Dilling et al. 2015). Eine organische Ursache der Enuresis muss ausgeschlossen sein. Man unterscheidet Einnässen am Tag (funktionelle Harninkontinenz), in der Nacht (Enuresis nocturna) und tags und nachts.

Wird tags und nachts eingenässt wird zuerst das Einnässen am Tag behandelt. Zudem wird unterschieden, ob es zuvor eine trockene Phase über mindestens ein halbes Jahr gegeben hat (primäre vs. sekundäre Enuresis).

Entstehung: Es wird eine Reifungsverzögerung des zentralen Nervensystems angenommen. Häufig existiert eine familiäre Häufung der Enuresis und damit die Vermutung einer genetischen Komponente.

Bei der sekundären Enuresis kann das Einnässen eine Reaktion auf belastende Ereignisse darstellen, sie ist häufiger mit weiteren psychiatrischen Diagnosen vergesellschaftet. Jungen sind nachts häufiger betroffen als Mädchen, tagsüber in etwa gleich oft.

Therapie:

- Psychoedukation von Patient und Eltern
- Bestandsaufnahme (Sonne-/Wolken-Kalender)
- Protokoll der Toilettengänge über den Tag, auch wenn nur nächtliches Einnässen vorliegt mit dem Ziel, fünf bis sechs Toilettengänge am Tag zu haben.

Durch diese Behandlung werden etwa ein Viertel der Patienten trocken. Reicht dies nicht aus, ist die apparative Verhaltenstherapie mit einem Weckgerät Mittel der Wahl.

2.8.2 Einkoten (Enkopresis)

Als Einkoten bezeichnet man nach ICD-10 das Absetzen von Stuhlgang von normaler Konsistenz an ungeeigneten Orten (Dilling et al. 2015). Auch hier sind Jungen häufiger betroffen als Mädchen. Einkoten kann ab dem Alter von vier Jahren diagnostiziert werden. Es sollte mindestens einmal pro Monat über einen Zeitraum von sechs Monaten vorkommen und keine körperliche Ursache dafür vorliegen.

Entstehung: Die Entstehung der Störung ist weitestgehend unbekannt. Man unterscheidet Einkoten mit und ohne Obstipation. Für das Einkoten mit Obstipation nimmt man eher genetische Gründe an, die als Ursache für den Stuhlverhalt wirken können. Zusätzlich und wahrscheinlich wichtiger sind allerdings exogene somatische Auslöser, wie Schmerzen beim Absetzen des Stuhlgangs, und psychische Faktoren, wie belastende Lebensereignisse. Für das Einkoten ohne Obstipation gilt die Entstehung als weitgehend unklar. Vermutlich handelt es sich eher um eine Folge unspezifischer psychogener Faktoren, die die Symptomatik begünstigen und aufrechterhalten. Häufiger sieht man einen Zusammenhang mit oppositionell-aggressiven Verhaltensweisen.

Es bestehen beim Einkoten insgesamt häufig weitere psychische Auffälligkeiten, wobei unklar ist, ob diese Ursache oder Folge des Einkotens sind.

Therapie:

- Kommen Einkoten und Einnässen zusammen vor, wird zuerst das Einkoten behandelt.
- Abklären, ob eine Obstipation vorliegt. Wenn eine Obstipation vorliegt, wird diese zuerst behandelt (zuerst Einläufe, dann die regelmäßige Einnahme von abführenden Medikamenten über mindestens sechs Monate).
- Aufklärung, Entlastung, Motivationsaufbau
- Toilettentraining: Genug Zeit für den Toilettengang, drei- bis viermal am Tag nach den Mahlzeiten fünf bis fünfzehn Minuten entspannt auf der Toilette sitzen mit Fußkontakt zum Boden (oder einer Fußbank unter den Füßen); in einem Plan wird jeder Stuhlgang und jedes Einkoten vermerkt.

Wichtig zu beachten sind bei der Therapieplanung auch die weiteren psychiatrischen Diagnosen.

Weiterführende Literatur

von Gontard, A. (2009): Enuresis (Leitfaden Kinder- und Jugendpsychotherapie). Hogrefe, Göttingen

von Gontard, A. (2010): Enkopresis (Leitfaden Kinder- und Jugendpsychotherapie). Hogrefe, Göttingen

3 Praxisteil

3.1 Ausbildung und Anforderungen

3.1.1 Therapeut

Psychotherapie wird von Ärzten, Psychologen und Sozialpädagogen, die über eine entsprechende Aus- und Weiterbildung (Facharztausbildung) bzw. Zusatzausbildung (Psychotherapieausbildung) verfügen, durchgeführt. Ein Psychotherapeut sollte aufgrund seiner Persönlichkeit und seiner Ausbildung über die Fähigkeit und Bereitschaft verfügen, Gefühle, Motive und Persönlichkeitsmerkmale seines Klienten zu erkennen, zu verstehen und ihm dabei Empathie, aber auch klare Abgrenzung entgegenzubringen. Er setzt die Beziehung zum Klienten als Arbeitsinstrument ein. Seine eigenen Gefühle und Erfahrungen müssen reflektiert und eigene Bedürfnisse in den Hintergrund gestellt werden (Scheidhacker 2005).

In der Schweiz unterstehen Ärzte und Psychologen dem Medizinalberufegesetz und ihre Leistungen werden nach den Kriterien von Wirksamkeit, Zweckmäßigkeit und Wirtschaftlichkeit bewertet, wenn sie von Krankenkassen und Sozialversicherungen übernommen werden sollen. Die Tiergestützte Psychotherapie wird als solche nicht speziell anerkannt, kann aber in eine anerkannte Methode integriert werden. Regelmäßige Fortbildung muss nachgewiesen werden.

Wichtig für ein seriöses Angebot an Tiergestützter Psychotherapie ist in erster Linie die Ausbildung des Therapeuten. Es gibt von den beiden großen im deutschsprachigen Raum agierenden Organisationen *ESAAT* und *ISAAT* (European und International Society for Animal Assisted Therapy) akkreditierte Weiterbildungsgänge, in denen der Therapeut sich mit den Herausforderungen des Einbezuges eines Tieres in den therapeutischen Kontext auseinandersetzen kann. Unter dem *FATP* (Forum der Ausbildungsträger einer Therapie mit dem Pferd) haben sich weitere anerkannte Anbieter zusammengeschlossen (Adressen im Anhang).

Der Einbezug eines Tieres fordert nicht nur ethologisches Wissen, sondern auch Wissen um die artgerechte Ausbildung/Erziehung, Formen der Kommunikation und Interaktion mit dem Tier. Es liegt in der Hand des Therapeuten, die Fähigkeiten des Tieres zum Nutzen des Patienten in den therapeutischen Kontext zu integrieren. Hierfür ist eine umfassende Ausbildung unabdingbar.
Teilweise wird die Ausbildung des Therapeuten noch durch eine Ausbildung des Tieres gemeinsam mit dem Therapeuten ergänzt (zum Beispiel zum Therapiebegleithundeteam bzw. bei Pferden integriert in den Ausbildungsgang Pferdegestützte Therapie).

Letztendlich ist es jedoch der Therapeut, der in der Lage sein muss, zu reflektieren, ob der Einsatz eines Tieres in diesem speziellen Fall Sinn macht, und der dafür sorgen muss, dass sowohl für das Tier als auch für den Patienten ein Mehrwert entsteht. Auch ist es der Therapeut, der für die Sicherheit von Patient und auch Tier sorgt sowie das Therapiegeschehen lenkt und Schlüsse daraus zieht.

Der Beziehung von Therapeuten und Therapiebegleittier wird ein großer Stellenwert zugeschrieben. Eine positive Wirkung ergibt sich nur dann, wenn eine konstante, intensive, positive und partnerschaftliche Beziehung zwischen Therapiebegleittier und Therapeut vorliegt.

„Hunde ordnen Menschen dann als positiv ein, wenn diese ihre Bedürfnisse befriedigen und so zur Quelle positiver Emotionen werden. Hunde generalisieren ihre Erfahrungen mit ihren primären Bezugspersonen zumeist auch auf soziale Beziehungspartner (z.B. Patienten), auch wenn sie sehr wohl in der Lage sind, primäre und sekundäre Sozialpartner zu unterscheiden" (Wohlfarth/Mutschler 2017, 39).

Nur wenn sich das Therapiebegleittier in Anwesenheit des Therapeuten sicher und angenommen fühlt, kann es auch so mit dem Klienten in Interaktion treten. Der Therapeut muss in der Lage sein, Stresszeichen bei seinen Tieren zu erkennen. Positive Interaktionen entstehen nur mit entspannten Tieren: Nicht nur der Cortisolspiegel des Menschen sinkt beim Streicheln, sondern auch der des Hundes (Nagasawa et al. 2015).

3.1.2 Hund

Muss ein Hund, der im Rahmen einer Tiergestützten Psychotherapie eingesetzt wird, eine besondere Ausbildung durchlaufen? Hier scheiden sich schon die Geister ... Während die Befürworter eine Therapiebegleithundeausbildung besonders die Qualitätssicherung, die Risikobegrenzung und den Schutz des Tieres im Blick haben, führen die Gegner einer Ausbildung an, Tiere seien an sich wirksam und dürften sich als Persönlichkeit mit all ihren Stärken und Schwächen in den Therapieprozess einbringen.

Relative Einigkeit besteht im Hinblick auf die Anforderungen an einen Therapiebegleithund in Bezug auf seine Eigenschaften. Folgende Eigenschaften sind hilfreich, wenn ein Hund als Therapiebegleittier eingesetzt wird:

- ist menschenfreundlich
- lässt sich gerne streicheln
- zieht sich zurück bei Stress (reagiert nicht aggressiv)

Unsere Aufgabe als Therapeuten, die mit einem Therapiebegleittier arbeiten, ist es, unsere Hunde, ihre speziellen Bedürfnisse entsprechend ihrer Rasse und die damit verbundene Verteilung der verschiedenen Grundbedürfnisse im Instinktkreis zu kennen (Abb. 3.1).

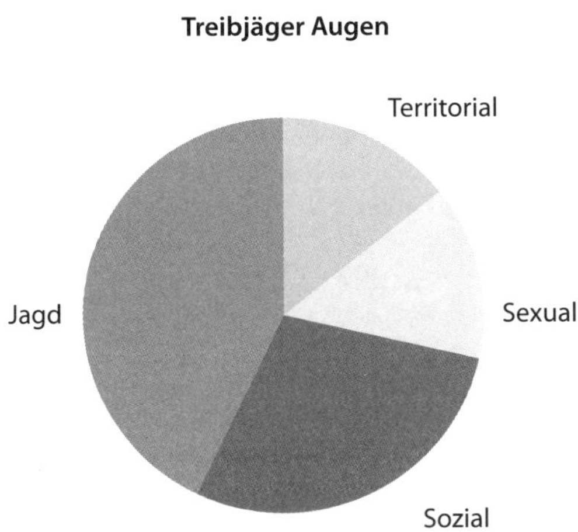

Abb. 3.1: Instinktkreis beim Sichtjäger (in Anlehnung an Nijboer 2012, 67)

EXKURS

Was sind Instinkte?
Instinkte sind genetisch verankerte, also angeborene Verhaltensformen, die erfahrungsbedingt weiterentwickelt bzw. durch Sozialpartner sogar verändert werden können. Im Gegensatz zur Instinkttheorie von Konrad Lorenz sieht Jan Nijboer im Instinktverhalten die Basis aller erlernten Verhaltensmöglichkeiten des Hundes (Nijboer 2004).

Der Instinktkreis ist je nach Hunderasse bzw. dem Verwendungszweck, für den die Rasse gezüchtet wurde, unterschiedlich. Es geht um vier Kategorien von Instinkten: den Jagdinstinkt, den Territorialinstinkt, den Sexualinstinkt und den sozialen Rudelinstinkt.

Der Jagdinstinkt: Er macht den Hund zum Hund. Der Körperbau des Hundes ist auf die beuteorientierte Jagd abgestimmt. Er garantiert dem Hund seine wichtigste Lebensressource, die Nahrung. Während die Jagd auf kleine Beutetiere komplett angeboren ist, enthält die Jagd auf größere Beutetiere auch erlernte Jagdsequenzen. Hierzu werden schon im Welpenalter Jagdtechniken eingeübt. Da bei dieser Jagd Kommunikation unabdingbar ist, spielt hier auch der soziale Rudelinstinkt eine Rolle.

Der Territorialinstinkt: Er sichert dem Hund sein Revier für die Jagd und soll Schutz für den Nachwuchs gewährleisten. Bei den Hunden der Offensivgruppe und Urtypen ist dieser Bereich größer, als bei den Hütehunden. Dennoch kann jeder Hund Territorialität entwickeln, wenn er glaubt, Anspruch auf ein Revier zu haben. Bei der Verteidigung des Territoriums spielt Kommunikation wiederum eine wichtige Rolle.

Der Sexualinstinkt: Er dient der Fortpflanzung und somit der Rudel- und Artenerhaltung. Es handelt sich um ein angeborenes Instinktverhalten und muss nicht erlernt werden.

Der soziale Rudelinstinkt: Er ist das Fundament des gesamten Hundelebens und sichert durch die Kommunikation der Hunde untereinander:

- eine funktionelle Zusammenarbeit bei der Jagd
- die gemeinsame Verteidigung des Territoriums
- die Weitervererbung des besten Genmaterials
- die Aufzucht und Erziehung der Welpen

Kommunikation schafft eine soziale Hierarchie im Rudel, die Größe der Gruppe hat dabei Einfluss auf die Komplexität der Kommunikation.

Alle vier Instinkte greifen ineinander über und können nicht getrennt voneinander betrachtet werden. Die Verteilung der Instinkte bzw. Grundbedürfnisse im Instinktkreis müssen berücksichtigt werden, wenn ein Hund als Therapiebegleithund ausgewählt wird. Für die Arbeit im Rahmen einer tiergestützten Therapie kann man recht global sagen, dass ein hoch ausgeprägter sozialer Rudelinstinkt hilfreich ist, genau wie ein niedrig ausgeprägter Territorialinstinkt. Dies sind aber eher globale Zuschreibungen, natürlich ist ein wichtiger Faktor auch das Temperament und der Charakter des einzelnen Hundes.

Die Persönlichkeit des Hundes wie auch seine Reaktionsmuster und Stresszeichen sind zu beachten, um einerseits den Hund zu schützen, aber auch die Patientensicherheit herstellen zu können.

Wichtig für den Hund im therapeutischen Setting ist darüber hinaus die Beziehung zum Therapeuten. Nur im Falle einer tragfähigen Beziehung kann sich der Hund entspannt auf den therapeutischen Prozess einlassen.

Der Hund nimmt als „therapeutisches Medium" eine besondere Stellung ein, da Hunde ähnliche soziale Strukturen und Bedürfnisse wie Menschen besitzen. Sie sind einfühlsam, anpassungsfähig, können durch Mimik und Körpersprache kommunizieren, genießen gemeinsame Aktivitäten und fordern zur Kontaktaufnahme auf. Hunde agieren in der Regel „klientenzentriert", d. h. empathisch, nicht wertend, kongruent und mit bedingungsloser positiver Zuwendung.

Dies ermöglicht eine offene und echt gemeinte Kontaktaufnahme zwischen Patient und Hund ohne Doppelbotschaften und Wertungen. Durch den intensiven Kontakt zum Hund (berühren, streicheln) wird eine Ausschüttung von Oxytocin ausgelöst. Dieses Hormon führt zur Senkung des Stresslevels durch eine Senkung des Cortisolspiegels. Angst und Anspannung werden so reduziert, gleichzeitig aber auch die Bindungsfähigkeit erhöht.

Therapierelevante Eigenschaften des Hundes

- Menschen und Hunde besitzen ausgeprägte soziale Bezugssysteme
- normatives Verhalten des einzelnen Individuums in der Gruppe
- Anpassungsfähigkeit
- Bindungsfähigkeit
- Brutpflegeverhalten
- elterliche Aufzucht und Erziehung

- spezialisierte kommunikative Fähigkeiten
- kognitive Fähigkeiten, emotionale Fähigkeiten und Problemlösefähigkeiten

Forscher haben bewiesen, dass Tiere Gefühle wie Freude und Trauer entwickeln. Sie können nachdenken und Schlussfolgerungen ziehen. Viele Hundebesitzer denken jedoch auch heute noch, dass der Hund einfach nur beschäftigt werden muss – egal womit. Frans de Waal (2005) berichtet in seinem Buch „Der Affe und der Sushimeister" von Rettungshunden, die motivationslos wurden, je mehr Tote sie aus den Trümmern eines eingestürzten Hochhauses bergen mussten. Um den Hunden ein Erfolgserlebnis zu bescheren, legte sich ein Freiwilliger unter die Trümmer. Daraufhin ließ man jeden Hund diesen Menschen suchen und „retten". Die Motivation für die Arbeit steigerte sich daraufhin bei jedem der Rettungshunde. De Waal geht davon aus, dass es dem Hund nicht um die Belohnung nach der Arbeit geht, sondern um die Arbeit selber. Daraus ergibt sich die Schlussfolgerung, dass der Hund ein ernsthafter Zeitgenosse ist, dem es nicht egal ist, was er tut, hauptsache er bekomme nachher sein Leckerchen oder Bällchen. Im Gegenteil, er möchte in seinem Sozialgefüge wichtig sein, eine wichtige Funktion bekleiden und die an ihn gestellten Anforderungen so gut wie möglich erfüllen. Das macht den Hund glücklich. Und das ist mehr als der „Will to Please", der „Wille, dem Menschen zu gefallen"!

„Im Wertesystem einer artgerechten Hundeerziehung steht das Individuum Hund im Zentrum. Er wird als das wahrgenommen, was er ist. Seine Bedürfnisse und seine arteigenen Verhaltensweisen stellen die Grundpfeiler für eine sinnvolle Beschäftigung dar. Wie beim Menschen kann Erziehung auch beim Hund niemals ohne Beziehung stattfinden. Und auch Beziehung bedingt, dass man sich auf sein Gegenüber, den „zu Erziehenden", einlassen kann. Fühlt sich der Hund verstanden und akzeptiert, wird für ihn soziales Lernen möglich. Die Ziele einer artgerechten Hundeerziehung sind die individuellen Bedürfnisse des Hundes zu erkennen und in der Erziehung zu berücksichtigen. Seine Talente werden für die Erziehung genutzt, in dem sie gefordert und gefördert werden. In der Erziehung wird auf die hündische Sozialstruktur grössten Wert gelegt. Dies bietet dem Hund die Sicherheit, die er braucht, um sich wohl zu fühlen" (Geisser 2009, 22).

3.1.3 Pferd

Pferde sind empfindliche, hochsensible und soziale Tiere. Außerdem Pflanzenfresser, ursprünglich Steppenbewohner und Lauftiere, was Konsequenzen für Haltung und Ernährung hat. Das ausgeprägte Sozialverhalten des Pferdes erleichtert dem Menschen, in Beziehung zu ihm zu treten (Hänel 2013).

Für Pferde als Herdentiere entspricht eine Haltung in Gruppen in einem Offenstall mit Weidegang am ehesten den artgerechten Bedürfnissen (Zeitler-Feicht 2015). Durch seine physische Größe und Präsenz, seine Eigenschaften als Fluchttier und seine Fähigkeit, die Patienten tragen zu können, entstehen erweiterte Möglichkeiten im therapeutischen Prozess.

Therapierelevante Eigenschaften des Pferdes

- hochsensibles Wahrnehmungssystem
- Fluchtinstinkt
- Pferd als „Spiegel" von Gefühlen und Stimmung
- wertfreie Rückmeldung
- Erleben positiver Erfahrungen und Aktivitäten
- Aufforderungscharakter des Pferdes
- Kooperationsbereitschaft des Pferdes
- physische Größe

Werden Pferde zu therapeutischen Zwecken eingesetzt, sind eine spezifische Ausbildung sowie ausgleichende, gymnastizierende Arbeit, entspannte Ausritte und auch Auszeiten wichtig, um sie möglichst lange gesund erhalten zu können. Nur ein körperlich und psychisch gesundes, artgerecht aufgewachsenes und sozialisiertes Pferd kann die anspruchsvolle Aufgabe eines Therapiepferdes zufriedenstellend erfüllen.

Die Ausbildung unterscheidet sich klar von der Ausbildung von Sportpferden. Menschenfreundlichkeit, Nervenstärke, Lern- und Leistungsbereitschaft, Trittsicherheit und muskuläre Tragfähigkeit sind notwendige Voraussetzungen. Größe und Tragfähigkeit muss zu den Klienten passen, die Rasse ist zweitrangig. Die Kommunikation auf der körpersprachlichen Ebene ist bei allen pferdegestützten Interventionen zentral. Die Ausbildung beinhaltet einen Vertrauensaufbau zum Menschen, damit das Pferd auch in Extremsituationen seinen angeborenen Fluchtinstinkt überwinden und sich vertrauensvoll dem Menschen anschließen kann.

„Pferde sind Herdentiere und es liegt in ihrer Natur, dass die Herde immer einen Anführer hat. Der Anführer ist ein starker Charakter, der die Verantwortung trägt, wichtige Entschlüsse für die Herde zu fassen und dafür zu sorgen, dass die Herde immer genug Futter und Wasser findet. Der Anführer ist allerdings kein Diktator, denn innerhalb der Herde wechseln sich die Pferde ab, um Wache zu stehen, damit die Herde gegen Raubtiere geschützt ist. Ein starker Anführer gibt der Herde Sicherheit. Dieses Sicherheitsgefühl ist für Pferde von großer Wichtigkeit, denn Pferde sind Fluchttiere und haben oft Angst um ihr Leben. Pferde wollen einen vertrauensvollen Anführer haben und sind dazu bereit, ihm voll und ganz zu vertrauen, solange er seine Führungsposition ausfüllt. Und weil Pferde einen Anführer haben möchten, ist es möglich, Pferde zu zähmen und einzureiten und deshalb ist es unser Ziel, den Pferden ein vertrauensvoller Anführer, bzw. Leiter zu werden" (Eymundsdottir 2007, 55).

Unabhängig von der Grundorientierung zur Ausbildung von Pferden gibt es unverzichtbare Bausteine für die Ausbildung eines sicheren Therapiepferdes (Kläschen 2011; Westermann 2015a und b):

- Bodenarbeit (Führtechniken, Longieren, Freiarbeit und evtl. Langzügelarbeit)
- reiterliche Ausbildung nach der Skala der Ausbildung inkl. Training in vielseitigem Gelände
- Materialgewöhnung und Gelassenheitstraining
- Vorbereitung auf patientenspezifische Anforderungen
- Ausgleichstraining

Das Ziel ist ein gesundes, menschenfreundliches Pferd, das gelernt hat – angebunden, wie auch frei – ruhig zu stehen, sich überall berühren und putzen sowie die Hufe bearbeiten zu lassen. Es kennt Reitplatz und Gelände bei jedem Wetter, arbeitet motiviert mit bei der Bodenarbeit und lässt sich in allen Gangarten reiten. Es kennt die verschiedenen Einflüsse und Materialien, die ihm als Reit- oder Fahrpferd und in der pferdegestützten Therapie begegnen können und lässt sich problemlos verladen und transportieren. Hediger/Zink (2017) legen großen Wert auf eine bindungsgeleitete Ausbildung des Therapiepferdes auf der Grundlage des sozialen Lernens, damit das Pferd ein aktiver und motivierter Partner – ein Verbündeter des Patienten – in der artübergreifenden Interaktion mit Menschen wird.

Eine sorgfältige Ausbildung gehört in fachkundige Hände und braucht Zeit. Ein Therapiepferd ist deshalb in der Regel nicht mehr ganz jung, es sollte eine gewisse Reife in der Entwicklung erreicht haben. Auch ältere

Pferde, die körperlich evtl. nicht mehr voll belastbar sind, können punktuell und je nach ihrer Befindlichkeit noch sinnvoll als wertvolle Therapiepartner eingesetzt werden.

Eine schöne Zusammenfassung, welche Eigenschaften für ein Therapiepferd in der Psychotherapie wichtig sind, findet sich hier:

„Pferde in der Psychotherapie müssen selbstbewusst sein und Unterschiede machen, brauchen gleichermaßen die Fähigkeit zu Bindung und Abgrenzung und den Mut, eigenständig zu reagieren. Sie müssen autonome Entscheidungen treffen und bei allem Vertrauen in den Menschen sich nicht unterordnen, sondern kooperieren. Die psychotherapeutische Arbeit setzt eine echte Partnerschaft zum Pferd voraus. Häufig finden wir solche Eigenschaften bei ranghohen Tieren und bei Pferden mit einer ausgeprägten Persönlichkeit. Wenn uns ein solches Pferd begegnet, liegt es an uns, seine Fähigkeiten zu fördern und zu erhalten" (Mehlem 2008, 37).

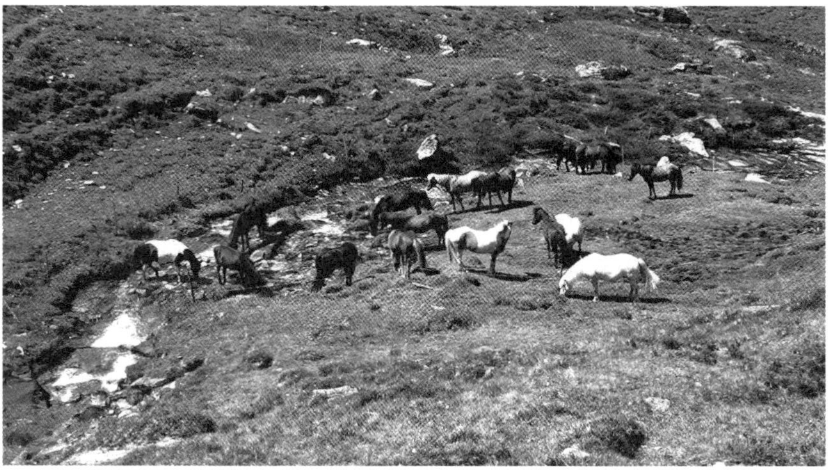

Abb. 3.2: Auszeit für Islandpferde auf einer Alp in Graubünden, 2000 m. ü. M.

3.2 Indikationen und Kontraindikationen

Der Einbezug eines Tieres in die Psychotherapie kann eine Erweiterung des Therapiesettings bedeuten. Normalerweise findet Psychotherapie in einem Praxisraum oder in einer Klinik statt. Mit kleineren Tieren, z. B. Hunden, kann gut in geeigneten Räumlichkeiten einer Praxis gearbeitet werden. Bezieht man das Pferd mit ein, fährt man normalerweise zum Lebensraum des

Tieres, zum Stall. Dies bedeutet nicht nur eine Umgebungsänderung, sondern beinhaltet auch vielfältige andere Einflüsse. Falls im Freien gearbeitet wird, sind Jahreszeit und Witterung einzubeziehen, wobei angepasste und wetterfeste Kleidung notwendig ist. Geräusche und Gerüche können auf sensible Klienten neu und aufregend wirken.

Zur Indikationsstellung gehört die Überlegung, ob der Einsatz eines Tieres in der Psychotherapie einen Mehrwert verspricht. Kinder und Jugendliche – und auch ihre Eltern – sind nicht immer motiviert für eine Psychotherapie, v.a. wenn sie von Sozial- oder Schulbehörden verordnet wird. Durch die angeborene Affinität von Kindern zu Tieren, können Therapiebegleittiere in solchen Fällen außerordentlich motivierend wirken. Wenn der Beziehungsaufbau zum Klienten erleichtert werden soll, wird der Einbezug von Tieren immer hilfreich sein, das Tier übernimmt eine „Eisbrecherfunktion".

Die diagnostizierte Störung ist für die Indikationsstellung nicht ausschlaggebend. Die aktuellen Symptome sowie Ressourcen und Defizite des Klienten bestimmen die Therapieziele in der tiergestützten Psychotherapie. Interesse an Tieren, Natur und Bewegung sind motivierende Faktoren für den jugendlichen Klienten. Bei Psychosen muss genügend Realitätsbezug vorhanden sein. Bei schweren Ängsten, Zwangsstörungen und/oder Tierphobie kann die Arbeit mit dem Tier als gut vorbereitete Exposition in einem verhaltenstherapeutischen Setting möglich sein. Die Begleitung mit Tieren bei chronisch-progredienten Krankheiten kann außerordentlich bereichernd wirken. Es sind einige wenige Situationen, bei denen tiergestützte Psychotherapie wenig sinnvoll oder sogar *kontraindiziert* ist (Seide 2016):

- akute körperliche Beschwerden oder Erkrankungen mit und ohne Fieber
- körperliche Bedingungen, die ein erhöhtes Verletzungsrisiko beinhalten (v.a. bei der pferdegestützten Psychotherapie)
- ungenügend eingestellte, instabile Epilepsie
- schwere Allergien auf Tierhaare oder Pflanzen
- unkontrollierbare Aggression gegen Tiere
- akute psychotische Zustände mit nicht voraussehbarem selbst- oder fremdgefährdendem Verhalten

Bei schwerer Insektenstichallergie müssen Notfallmedikamente verfügbar sein.

Ebenso sollte bedacht werden, dass Kinder und Jugendliche, die in der Vergangenheit gewalttätiges Verhalten gegenüber Tieren gezeigt haben, weniger von der tiergestützten Therapie profitieren und der Einsatz eines

Tieres eines besonderen Schutzes bedarf, was aus unserer Sicht eine Kontraindikation darstellt.

3.3 Ethische Grundsätze

Wenn ein Therapiebegleittier in die Psychotherapie integriert wird, muss nicht nur der Patient als Person mit seinen Bedürfnissen, Rechten, Sicherheit und seinem psychischen wie physischen Wohlergehen im Blick sein, sondern auch das Therapiebegleittier.

Der Einsatz eines Therapiebegleittieres ist nur dann gerechtfertigt, wenn sich durch den Einsatz des Tieres für den Patienten bzw. den Therapieverlauf, aber auch für das Tier ein Mehrwert ergibt. Ein instrumentalisierender Einsatz eines Tieres ist nicht gerechtfertigt.

Die Kontaktaufnahme vom Tier zum Klienten ist immer freiwillig und kann vom Therapietier jederzeit abgebrochen werden. Auch steht der Therapeut in der Pflicht, das Tier vor möglichen Übergriffen eines Patienten zu schützen.

Die Zumutbarkeit des Einsatzes der Tiere im Berufsalltag muss für jedes Tier individuell betrachtet werden. Idealerweise werden die Tiere nur tageweise oder stundenweise eingesetzt und bekommen die nötigen Ausgleichszeiten innerhalb geregelter Strukturen mit ihren Besitzern und/oder in ihrem Rudel/ihrer Herde.

Achtsamkeit als ethisches Konstrukt:

„Achtung vor dem anderen und sich selbst ist nicht möglich ohne ein Bemühen um ein wirkliches Kennen der eigenen Tiefe und der des anderen. Erkenntnis, die Fromm einen Aspekt der Liebe nennt, ist ebenfalls ein Aspekt des Heilens und ist mit Fürsorge, Verantwortungsgefühl und Mitgefühl verbunden. Erkenntnis wäre leer, wenn sie nicht von der Fürsorge für den anderen (und für sich selbst) motiviert wäre. Daher scheint mir, dass Achtsamkeit nur unter dem Aspekt des wertfreien Wahrnehmens nicht ausreicht für eine Heilkunde, die auch Heilkunst sein will" (Reddemann 2011, 559).

Im Umgang mit dem Therapietier wird ethisches Verhalten für den Patienten sichtbar und spürbar.

Achtsamer Umgang mit dem Hund:

- gewaltfrei mit dem Hund umgehen
- Wissen über Hundeverhalten und Bedürfnisse von Hunden haben
- hundegerechte Kommunikation pflegen
- Stresszeichen kennen
- für den Hund sorgen, Entspannung und Rückzug ermöglichen
- die Persönlichkeit des Hundes kennen und achten

Achtsamer Umgang mit dem Pferd:

- gewaltfrei mit dem Pferd umgehen
- Wissen über Pferdeverhalten haben, Pferde verstehen lernen, pferdegerechte Kommunikation einsetzen
- einen eigenen Weg im Umgang mit dem Pferd finden, der den eigenen Moralvorstellungen entspricht, und nicht einfach übernehmen, wie man Pferde angeblich behandeln soll
- wenn etwas nicht so läuft wie geplant, innehalten und nicht automatisch reagieren; immer fragen, was die Ursache sein kann (Pferde haben immer einen Grund für ihr Verhalten!)
- im Umgang mit dem Pferd immer auch das eigene Verhalten, Wissen und Können selbstkritisch hinterfragen

Grundlage für den Einsatz von Tieren in tiergestützten Interventionen bildet das Tierschutzgesetz. In der Schweiz wurden 2005 das Wohlergehen und die Würde des Tieres unter besonderen Schutz gestellt. Die Deutsche Reiterliche Vereinigung e.V. hat zur Konkretisierung des Tierschutzgesetzes „Leitlinien zur Beurteilung von Pferdehaltungen unter Tierschutzgesichtspunkten" entwickelt.

Gemäß den Richtlinien für das Wohlbefinden von Menschen und Tieren in tiergestützten Interventionen im *Weißbuch des IAHAIO* (internationaler Dachverband aller Organisationen, die sich mit der Mensch-Tier-Beziehung befassen) dürfen nur solche Tiere eingesetzt werden, die in bester körperlicher und emotionaler Verfassung sind und keine Ablehnung gegenüber dieser Art von Beschäftigung zeigen (IAHAIO 2014). Der Therapeut sollte das Tier gut kennen und vertraut mit ihm sein, und er ist für sein Wohlbefinden und seine Sicherheit verantwortlich. Das Tier, gleich welcher Tierart, muss als empfindsames Lebewesen betrachtet und darf nicht als Werkzeug missbraucht werden. Es dürfen nur domestizierte Tierarten (z. B. Hunde, Katzen, Pferde, Nutztiere, Nagetiere), die soziale Interaktionen und menschliche Betreuung gewohnt sind, eingesetzt werden. Die eingesetzten Tiere müssen außerdem erwachsen sein und einen stabilen Charakter haben.

Wilde (nicht domestizierte) und exotische Tierarten wie Delfine, Affen, Reptilien u. a., auch wenn sie an Menschen gewöhnt sind, dürfen höchstens aus Distanz beobachtet werden. Neuere Forschung bestätigt, dass delfingestützte Therapie höchstwahrscheinlich weder den psychologischen Bedürfnissen der Klienten noch denjenigen der Delfine entspricht und deshalb abzulehnen ist (Brakes/Williamson 2007). Es ist unmöglich, Delfine und Wale in Gefangenschaft artgerecht zu halten.

Hunde und Pferde sind seit Jahrtausenden Begleiter des Menschen, haben eine gemeinsame Entwicklung hinter sich und bieten sich auch aus ethischen Gründen als Therapiebegleittiere an.

„Von der Hippotherapie über das Heilpädagogische Reiten, dem Rehabilitationsreiten bis zu den Paralympics – im Behinderten-Reitsport haben Pferde weltweit den ersten Platz unter den ;Co-Therapeuten Tier' eingenommen. [...] Um den ;Co-Therapeuten Pferd' auf seinen verschiedenen geforderten Einsätzen, um nicht Anwendungen zu sagen, pferdegerecht und zielorientiert einzusetzen, braucht es neben den Kenntnissen der menschlichen Ansprüche eine subtile und gründliche Kenntnis des Pferdes, um es leistungsgerecht, der geforderten Aufgabe entsprechend, mit möglichst wenig Risiken und tiergerecht im Sinne des Tierschutzes einzusetzen. Nur so wird der verhängnisvolle Schritt zum „Therapiegerät Pferd" vermieden" (Isenbügel 2009, 8).

3.4 Rahmenbedingungen

3.4.1 Allgemeines

Vor dem Einsatz eines Therapiebegleittieres sind viele Voraussetzungen zu bedenken und zu prüfen. Eine vorgängige psychiatrische Abklärung, Indikationsstellung, gemeinsame Therapieplanung mit Kind und Eltern, Abgabe eines Aufklärungsbogens über die Risiken und eine sinnvolle Ausrüstung für den Patienten sowie eine Einverständniserklärung der Eltern oder Erziehungsberechtigten ist notwendig. Der Therapeut verfügt über einen Hygieneplan und ist für die Therapiedokumentation verantwortlich.

3.4.2 Versicherung

Schweiz: Bei selbständigen Psychotherapeuten muss der Einsatz eines Tieres in die Berufshaftpflichtversicherung eingeschlossen werden. Dabei muss angegeben werden, um welche Tierarten es sich handelt, und häufig auch eingeschlossen werden, dass der Einsatz außerhalb der Praxisräume stattfindet. Eine Privathaftpflichtversicherung deckt die Risiken nicht ab, weil sie praktisch alle haupt- und nebenberuflichen Tätigkeiten ausschließt. Ein unversicherter Unfall kann existentielle Probleme auslösen, weil der Verantwortliche mit seinem gesamten privaten Vermögen haftbar gemacht werden kann.

Ist man als Psychotherapeut in einer Institution/Klinik tätig, übernimmt die Institution das Risiko. Hierfür bedarf es aber einer schriftlichen Bewilligung durch die Institution für den Einsatz des Tieres.

Deutschland: In Deutschland muss man als Tierhalter eine entsprechende Tierhalter-Haftpflichtversicherung abschließen. In diese Versicherung kann man die berufliche „Nutzung" des Tieres einschließen lassen.

Österreich: Für Mitglieder des Österreichischen Kuratoriums für Therapeutisches Reiten (OKTR) wird eine dreiteilige Haftpflichtversicherung für pferdegestützte Interventionen angeboten, bestehend aus Berufshaftpflicht, Pferdehalterhaftpflicht und Berufsrechtschutz. Auf der Homepage des OKTR (www.oktr.at, 30.01.2018) wird ein Vergleich mit drei verschiedenen Versicherungen angezeigt. Für Nichtmitglieder oder Therapeuten, die mit anderen Tieren arbeiten, empfiehlt es sich, individuelle Informationen einzuholen.

3.4.3 Finanzierung

Die Finanzierung der Therapie richtet sich nach der beruflichen Qualifikation des Therapeuten (des Grundberufes) und ist auch länderspezifisch.

Schweiz: Da in der Schweiz medizinische und psychologische Psychotherapie dem Medizinalgesetz untersteht und nach den Kriterien von Wirksamkeit, Zweckmäßigkeit und Wirtschaftlichkeit bewertet wird, darf die Tiergestützte Psychotherapie nur in anerkannte Methoden integriert werden. Sie wird bis jetzt von den Versicherungsträgern nicht als eigene Leistung anerkannt bzw. finanziert.

Ärztliche Psychotherapie wird von der Grundversicherung der Krankenkassen und in bestimmten Fällen von der Invalidenversicherung (IV) bezahlt, psychologische Psychotherapeuten können entweder über eine bestehende Zusatzversicherung der Krankenkasse oder mit der IV abrechnen, wenn sie von dieser anerkannt sind. Das Erfahrungsmedizinische Register (EMR, eine Abteilung der Eskamed AG, Basel) erkennt Pferdegestützte Interventionen durch Fachkräfte mit einem anerkannten therapeutischen oder pädagogischen Grundberuf sowie anerkannter Weiter- und regelmäßiger Fortbildung an. Dieses Label wird von der Mehrzahl der Schweizer Versicherer genutzt, um zu entscheiden, welche Leistungen für erfahrungsmedizinische Behandlungen im Rahmen von privaten Zusatzversicherungen rückerstattet werden (www.eskamed.ch, 30.01.2018).

Deutschland: In Deutschland kann zu Lasten einer Krankenversicherung nur abgerechnet werden, wenn der Therapeut einen Kassensitz hat (gilt für Kinder- und Jugendpsychiater, Kinder- und Jugendlichenpsychotherapeuten und Psychologische Psychotherapeuten). Es gelten aber auch hier die Rahmenbedingungen für Psychotherapie, dass nur ein anerkanntes Verfahren (Verhaltenstherapie und psychoanalytisch begründete Verfahren sowie EMDR bei Erwachsenen, integriert in ein anerkanntes Verfahren mit umfassendem Behandlungskonzept) angewandt werden darf. Das heißt, dass das Therapiebegleittier in eines dieser Verfahren eingebettet wird und kein finanzieller Aufwand für tiergestützte Therapie übernommen wird.

Es gibt die Möglichkeit, dass Jugendämter Therapiekosten übernehmen, hier besteht eventuell mehr Flexibilität.

Österreich: Krankenkassen beteiligen sich an den Kosten für Psychotherapie, sofern sie von nach dem österreichischen Psychotherapiegesetz approbierten Psychotherapeuten durchgeführt und den vom Bundesministerium für Gesundheit anerkannten Methoden entspricht, dies sind: Psychoanalytisch/tiefenpsychologische, humanistisch-existentielle, systemische und verhaltenstherapeutische Orientierung. Die tiergestützte Psychotherapie muss in eines dieser Verfahren integriert sein. Weitere Möglichkeiten einer Finanzierung bestehen je nach Bundesland über das Jugendwohlfahrtsgesetz oder über das Behindertengesetz.

Weiterführende Literatur

Gäng, M., Hölschener-Regener, R., Robier, C. (2010): Forum. Finanzierung von Förderung und Therapie mit dem Pferd. Teil 2: Finanzierung der Heilpädagogischen Förderung mit dem Pferd in Deutschland, Österreich und der Schweiz. mensch & pferd international 1, 20–25

3.4.4 Ausrüstung und räumliche Bedingungen

Hund

Liegeplätze: Für den Hund bieten sich im Therapieraum verschiedene Liegeflächen an, wobei es hilfreich ist, einen verschließbaren Raum (Kennel) zur Verfügung zu haben. Der Kennel ist ein sicherer Rückzugsraum für den Hund, er kann sich dort besser erholen, ist mehr aus dem Therapiegeschehen „draußen" (Abb. 3.3).

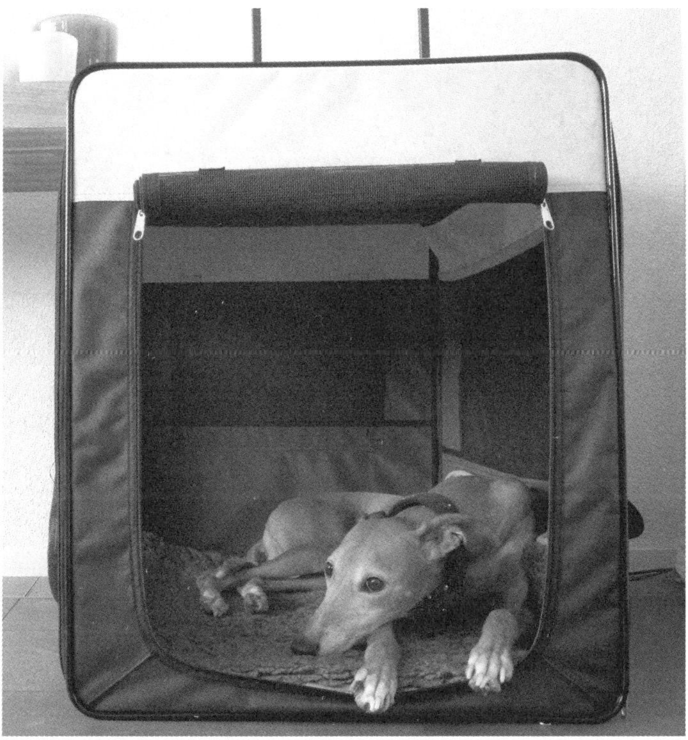

Abb. 3.3: Enya im Kennel

Wenn in einer Stunde kein Kontakt zum Hund stattfinden soll, kann die Türe geschlossen werden, ebenso kann der Hund dort vor Übergriffen eines Patienten geschützt werden. In jedem Therapieraum sollte sich ein „sicherer Rückzugsort" befinden, bei dem klar ist, dass dort kein Patient eindringt, sowie zusätzlich mindestens eine Liegefläche, die als Kontaktzone gilt, auf der sich der Patient zum Hund setzen kann oder auch der Hund zum Patienten kommen kann, wenn dieser sich dort hinsetzt.
Spielzeug: Es gibt viele verschiedene „Intelligenzspielzeuge" für Hunde, die sich mehr oder weniger für den Einsatz in der Therapie eignen. Mehr Freude bereitet es häufig noch, in der Therapie ein Spielzeug herzustellen oder Alltagsgegenstände in z. B. ein Suchspiel einzubetten. Nicht empfehlenswert sind Zugspiele, da diese einen konkurrenzierenden Charakter hervorheben.
Fellpflege: Neben dem Streicheln mit der Hand ist es sinnvoll, einen Korb mit unterschiedlichen Bürsten und Fellpflegehandschuhen zur Fellpflege zur Verfügung zu stellen (Abb. 3.4). Jeder Hund hat seine Vorlieben, was das Bürsten betrifft.

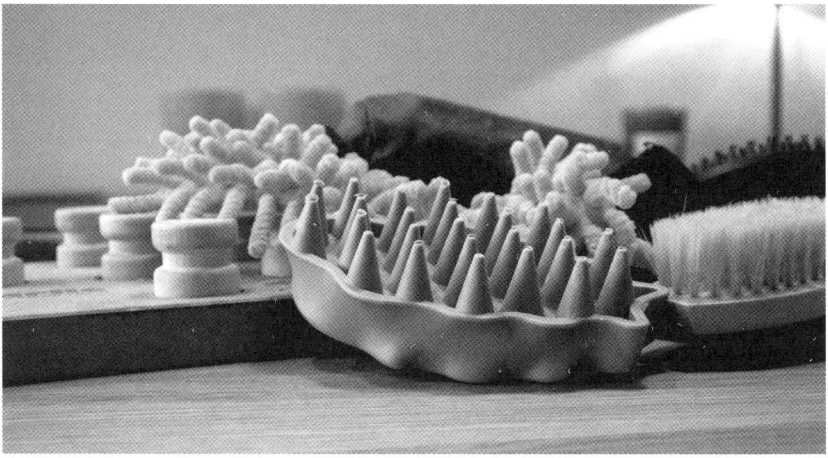

Abb. 3.4: Materialien Hund

Jagdausrüstung (außerhalb des Therapieraumes): Bei (Jagd-)Hunden sind Jagdspiele sehr beliebt. Hier gilt es Regeln und Signale zu etablieren, die dann auch in der Therapie im Rahmen eines Jagdspieles befolgt werden (Natural Dogmanship). Eine prinzipielle Entscheidung ist es, ob der Hund vom Patienten gefüttert werden soll oder nicht. Jagdspiele sollten auch mit dem Füttern beendet werden, weshalb man nur einmal am (späteren) Nachmittag ein Jagdspiel mit einem Patienten und einem Hund gestalten sollte.

Neben den Futterbeuteln und einer langen Schleppleine eignen sich sehr gut mit Futter befüllbare Frisbee-Scheiben und eine Reizangel.

Wenn ein sicher eingezäuntes Grundstück zur Verfügung steht, bestehen dort noch weitere vielfältige Möglichkeiten der Interaktion und des Spiels.

Pferd

Pferdegestützte Therapie findet normalerweise im Lebensraum der Pferde statt. Wenn der Stall auf dem Land liegt, kann die Umgebung mit einbezogen werden. Ein sicher umzäunter Auslauf oder Reitplatz sind zu Beginn sinnvoll, wo das Therapiepferd einzeln abgetrennt werden kann, damit freie Begegnung des Klienten mit dem Pferd und Führen im sicheren Rahmen möglich wird. Wenn eine Reithalle vorhanden ist, kann bei schlechtem Wetter oder schwer begehbaren Wegen im Winter darauf ausgewichen werden. Je nach Klientel ist aber die Arbeit im Freien mit den zusätzlichen Einflüssen von Wetter, Umgebung und der Möglichkeit von Beobachtungen in der Natur vorzuziehen.

Ein artgerecht gehaltenes Tier, fachkundige Ausbildung und Umgang sind Voraussetzungen für eine qualitätvolle und sichere tiergestützte Therapie, wie unter Kap. 3.3 ausgeführt. Pferde als Herdentiere brauchen Artgenossen in Sichtweite mit, wenn möglich, Körperkontakt. Eine tierschutzgerechte Offenstallhaltung in Gruppen mit regelmäßigem Weidegang gilt als ideale Haltungsform. Die Häufigkeit des Einsatzes für die pferdegestützte Therapie hängt von der individuellen Belastbarkeit des Pferdes ab. Regelmäßige ausgleichende gymnastizierende Arbeit mit einer kompetenten, möglichst konstanten Bezugsperson sind für die Gesunderhaltung des Pferdes Bedingung.

Bei der pferdegestützten Therapie werden Materialien zur Pflege des Pferdes wie Striegel, Kardätschen, Mähnenbürsten in altersgerechter Größe und ein Hufkratzer gebraucht; für taktil überempfindliche Kinder bewährt sich manchmal ein weicher Putzhandschuh oder ein Massageball, bis sie sich an die direkte Berührung des Pferdefells gewöhnt haben. Läuft das Pferd barhuf, braucht es im Gelände evtl. gut passende Hufschuhe. Für das Schmücken des Pferdes können farbige Bänder und Tücher zur Verfügung stehen. Ein passendes Halfter und ein genügend langer Führstrick werden für die Führarbeit gebraucht. Für das Reiten an der Longe eignet sich ein Kappzaum. Im Gelände wird aus Sicherheitsgründen z.T. mit Trense geführt (möchte man mit Halfter führen, sollte dies mit der Versicherung abgeklärt werden). Für die Arbeit auf dem Pferd wird ein Reitpad oder ein Schaffell mit Reitgurt mit einem oder zwei festen Griffen benötigt. Damit ist die Nähe und Wärme des Pferdes gut spürbar. Einzelne Kinder/Jugendliche fühlen sich wohler mit einem Sattel, der auch etwas mehr Halt gibt. Weiter sollten verschiedene Materialien auf dem Reitplatz für den Bau eines Parcours zur Verfügung stehen: Stangen, Pylonen, eine stabile Plane zum darüber Führen oder Reiten, evtl. Tücher, Bälle u.v.m. Symbole oder Tierfotos als Orientierungspunkte an der Bande haben sich bewährt. Eine Aufstieghilfe in passender Höhe ist unverzichtbar, damit ein gefahrloses und für das Pferd schonendes Aufsteigen möglich wird. Im Sommer können Insekten die Pferde stören und zu Abwehrbewegungen führen, die für die Klienten unangenehm oder sogar ängstigend wirken können. Eine Fliegenhaube und evtl. Fliegendecke für das Pferd sowie ggf. ein Insektenabwehrspray können Abhilfe schaffen. Im Winterhalbjahr wird in den Abendstunden die vorgeschriebene Leuchtausrüstung verwendet. Gesundes Belohnungsfutter für den Abschluss der Stunde wird vorzugsweise in einer Futterschüssel verabreicht, da die Fütterung aus der Hand durch den Klienten unkontrolliertes Betteln oder Beißen des Pferdes bewirken kann (Abb. 3.5).

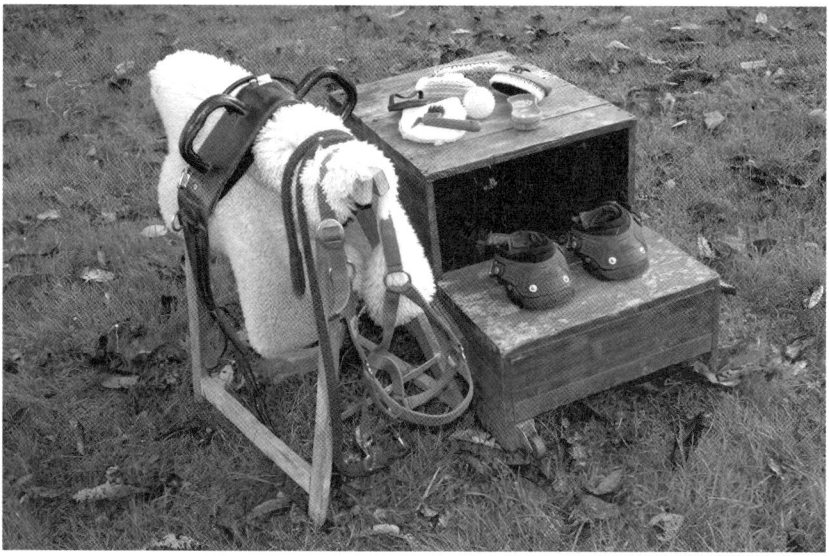

Abb. 3.5: Materialien Pferd

Der Klient sollte mit geeigneter, wetterfester Kleidung und knöchelumschließenden, festen Schuhen in die Therapie kommen. Ein sicherer und passender Reithelm muss zur Verfügung gestellt werden, wenn auf dem Pferd gearbeitet wird. Auch wenn das Pferd gut ausgebildet und geführt wird, bleibt es ein Fluchttier – ein Sturz kann nie ausgeschlossen werden. Der Kopf ist die häufigste Lokalisation aller Verletzungen bei Pferdesportunfällen. Es können auch haftungsrechtliche Folgen eintreten, wenn beim Reiten kein Kopfschutz getragen wird.

In der Stallapotheke sollte auch Material zur Versorgung von Insektenstichen oder kleiner Verletzungen bei Klienten vorrätig sein.

Im Winter hat sich ein Wasserkocher bewährt, damit bei großer Kälte ein warmer Tee beim Aufwärmen helfen kann.

3.5 Grundlagen der Therapieplanung

Bei allen Störungsbildern steht zunächst eine genaue Anamnese und Verhaltensanalyse im Vordergrund. Dies muss bei Kindern und Jugendlichen zwingend unter Einbezug des Umfelds, v.a. der Eltern/Hauptbezugspersonen und evtl. der Lehrpersonen in der Schule erfolgen. So können familiäres Klima, individuelle Empfindlichkeiten und körperliche Schwächen sowie evtl. kritische Lebensereignisse, schulische Leistungsfähigkeit, aber auch Ressourcen eruiert werden. Stehen bei Kindern körperliche Symptome im Vordergrund, müssen diese zunächst medizinisch abgeklärt werden, um organische Krankheiten nicht zu übersehen. Die aktuelle neurobiologische Forschung zeigt,

> „dass die Qualität der menschlichen Beziehung insbesondere in der frühen Kindheit den stärksten Einfluss auf die Entwicklung des Gehirns und der darin aufgebauten neuronalen Muster hat. Auch in pädagogischen, heilpädagogischen und psychotherapeutischen Kontexten ist die Beziehung eine sehr entscheidende Wirkkomponente eines erfolgreichen Veränderungsprozesses" (Urmoneit 2017, 5).

Die wichtigsten innerpsychischen Grundbedürfnisse des Menschen sind nach Grawe (2004):

- das Bedürfnis nach Orientierung und Kontrolle (Autonomie)
- das Bedürfnis nach Bindung (Beziehung)
- das Bedürfnis nach Lust (Vermeidung von unangenehmen Gefühlen)
- das Bedürfnis nach Selbstwerterhöhung

Diese Grundbedürfnisse bestimmen den Grad der Motivation eines Klienten. Wenn diese nicht versorgt werden, kann es zu motivationalen Konflikten kommen, die einen erfolgreichen Verlauf einer Psychotherapie behindern. Dieses Problem ist bei Angststörungen oder Depressionen oft im Vordergrund, weil Kontrolle und Autonomie im Erleben des Klienten nicht oder zu wenig vorhanden sind.

Ein Therapiebegleittier erleichtert den Aufbau der Motivation und spricht alle Wahrnehmungsbereiche an. Die Ausstrahlung des freundlichen Hundes oder des zugewandten Pferdes, die taktilen Erfahrungen bei Berührungen des Fells und anderer Körperteile sowie die Wärme des Körpers wecken das Interesse v. a. von Kindern, aufgrund der früher beschriebenen angeborenen Anziehung zu Tieren. Das Bedürfnis nach Bindung und Selbstwerterhöhung kann über Pflege und Umgang mit dem geschulten Tier befriedigt werden. Die Bewegungserfahrung beim geführten und selbständigen Reiten eines Pferdes bewirkt eine hohe emotionale Beteiligung, die intensiv gespeichert wird. Das neuronale Belohnungssystem mit Ausschüttung der entsprechenden Neurotransmitter kann einen Flow-Zustand bewirken, in dem der Klient über sich hinauswachsen, neue Herausforderungen bewältigen und neue Verhaltensweisen erproben kann (Urmoneit 2017).

Diese Ausführungen zeigen, dass die Therapieplanung je nach Setting, Behandlungsphase, Alter, Störungsbild und Therapierichtung sorgfältig beachtet werden muss.

3.6 Therapieziele und Interventionen nach Setting

3.6.1 Ambulant

In der ambulanten Psychotherapie gibt es unterschiedliche Settings:

- Einzelpsychotherapie, bei Kindern immer mit einem Einbezug des Systems (Eltern, Schule), allerdings in einem unterschiedlichen Umfang (1:1 bis 1:4 oder noch seltener auch bei Jugendlichen)
  - supportiv
  - veränderungsorientiert (Symptomminderung, Kompetenzzuwachs, neue Fertigkeiten …)
- Familientherapie: hier ist der Fokus auf der Arbeit mit der gesamten Familie ((es geht vor allem um familiäre Beziehung, gegenseitige Erwartungen, Kommunikation und Interaktion)

- Gruppenpsychotherapie (störungsspezifisch wie z.B. DBT-A-Gruppe oder fertigkeitenorientiert wie z.B. Entspannungsgruppe)

Zu Beginn der ambulanten Arbeit erfolgt eine Diagnostik, danach eine Einordnung der Symptomatik in ein Störungsbild mit einer Vereinbarung von Therapiezielen oder, falls keine Störung vorliegt, auch ein Abschluss der Behandlung. Ggf. empfehlen sich alternative Unterstützungsmöglichkeiten oder eine Wiedervorstellung im größeren Abstand zur Verlaufskontrolle, wenn Symptome vorlagen, aber nicht ausreichend waren für eine psychische Störung.

Wird eine Therapie miteinander vereinbart, wird auch der Einsatz eines Therapiebegleittieres evaluiert und geplant. Hier ist es wichtig, dass die Entscheidung des Einsatzes eines Tieres beim Therapeuten liegt und kein verbrieftes Recht auf ein bestimmtes Tier vorliegt, sondern der Einsatz vom Störungsbild und den daraus folgenden Erfordernissen abhängt. Tiergestützte Psychotherapie ist keine Spielstunde mit dem Hund oder Reitunterricht, sondern die Integration eines Tieres in einen therapeutischen Prozess. Das sollte auch so benannt werden.

Einzeltherapie macht zu Beginn für den Beziehungsaufbau zum Therapeuten und zum Therapiebegleittier am meisten Sinn. Bei jüngeren Kindern ist es sinnvoll, den begleitenden Elternteil mindestens in der ersten Stunde dabei zu haben, was einerseits dem Kind Sicherheit gibt, aber auch die Eltern beruhigt, wenn sie sehen, wie der Therapeut die Stunde gestaltet und die Sicherheit für das Kind gewährleistet ist. Wenn die Basis des Vertrauens gelegt ist, ist es von Vorteil, wenn Kind, Pferd oder Hund und Therapeut in der triadischen Beziehung „alleine" sind.

Wenn nach einer ersten Phase im Einzelsetting eine tragende Beziehung zum Therapeuten und zum Therapiebegleittier aufgebaut werden konnte, kann auch z.B. in Zweiergruppen gearbeitet werden, v.a. wenn die Förderung der Sozialkompetenz im Vordergrund steht. Die Patienten sollen zur Gestaltung der Stunde selber Lösungen finden, z.B. wer wann die Rolle als Reiter oder Pferdeführer einnimmt. Auch zeitweiser Einbezug von Familienmitgliedern – nicht nur zu Beginn – ist möglich und manchmal sinnvoll.

3.6.2 Tagesklinisch

Im Rahmen einer tagesklinischen Behandlung liegt neben der Einzeltherapie häufig ein Fokus auf dem Gruppengeschehen. Die Struktur des Tages ist für alle Patienten vorgegeben, eine Beschulung ist in die Tagesklinik integriert oder findet gegen Ende der Behandlung auch in einer externen Schule statt. Die Beobachtungs- und Interventionsmöglichkeiten steigen durch diese Art des Settings und einen multiprofessionellen Ansatz.

Die Integration eines Therapiebegleittieres kann unterschiedlich vonstattengehen. Es besteht die Möglichkeit, dass ein Lehrer seinen Hund als Schulhund mitnimmt, Pflegepersonal einen Hund im Rahmen einer tiergestützten Intervention einsetzt oder ein Psychotherapeut einzeln oder in Gruppen tiergestützte Psychotherapie durchführt.

Pferde werden seltener in tagesklinische Behandlungen integriert, eher dann, wenn die Tagesklinik einer größeren Institution angehört, in welcher auch stationäre Behandlungen angeboten werden und ein pferdegestütztes Setting vor Ort oder in Kooperation angeboten wird.

3.6.3 Stationär

In der stationären Behandlung von Kindern und Jugendlichen liegt ein großer Vorteil darin, dass im Zeitraum, in dem die Kinder stationär behandelt werden, eine größere Intensität (Häufigkeit) der Therapie ermöglicht wird. Dieser Benefit besteht vor allem bei Psychotherapiestationen, während bei Akutstationen eine größere Fluktuation vorliegt und z. B. die Vereinbarung von Therapiezielen kaum möglich ist.

Prothmann (2012) hat in ihrem Buch „Tiergestützte Kinderpsychotherapie" einen Überblick über tiergestützte Psychotherapie im Rahmen einer stationären Behandlung anhand von wissenschaftlichen Untersuchungen dokumentiert. Eingesetztes Verfahren war hier die nondirektive Spieltherapie mit einem Hund.

Weiterführende Literatur

Prothmann, A. (2012): Tiergestützte Kinderpsychotherapie. Peter Lang, Frankfurt/M.

3.7 Therapieziele und Interventionen nach Behandlungsphasen

3.7.1 Diagnostik

Eine kinder- und jugendpsychiatrische Diagnostik besteht zum einen aus der Erhebung der persönlichen Anamnese (in der Regel mit einem Elternteil oder beiden Eltern), aus allgemeinen und störungsspezifischen Fragebogenverfahren, einer Leistungsdiagnostik, evtl. einer computergestützten Testung der Aufmerksamkeit sowie einer klinischen Diagnostik des Kontaktverhaltens, der Interaktion und der Beziehungsgestaltung. Hierzu gehören neben dem diagnostischen Gespräch auch Spiele.

In diesen ersten Stunden geht es v. a. um das Kennenlernen des Therapeuten und evtl. des Therapietieres und seiner Bedürfnisse. Hier ist es wichtig, dass, wenn ein Therapiebegleittier eingesetzt wird, dieses eine „Du-Evidenz" erhält und der Therapeut über das Tier, seine Vergangenheit, seine Vorlieben und Abneigungen erzählt.

Zu Beginn jeder Therapiestunde muss die momentane Befindlichkeit des Patienten erfasst werden. Manchmal kommen Kinder direkt von der Schule müde in die Therapie und brauchen zuerst eine Pause, etwas zu Trinken oder zu Essen.

Ein Anfangs- und Schlussritual kann von Beginn an eingeführt werden und gibt den Stunden Struktur, was sowohl dem Patienten wie auch dem Therapeuten dient. Ein Begrüßungsritual mit Kind und Tier zu Beginn und eine Belohnung wie das Füttern am Schluss sind mögliche Aktivitäten. Kinder mit Aufmerksamkeitsstörungen brauchen nach einer Phase der Konzentration und Aktivität immer wieder eine Ruhepause, in der sie sich entspannen können.

Diese erste Behandlungsphase heißt Diagnostik; diese läuft im Hintergrund als Prozess während der ganzen Therapie weiter.

Exploratives Arbeiten: Verhaltensbeobachtung des Patienten in der Interaktion mit dem Tier durch

- gemeinsame Verhaltensbeobachtung des Tieres (bei Pferden auch der Herde),
- Auswahl eines Tieres mit Reflektion (wenn verschiedene Tiere zur Auswahl stehen),
- freien Kontakt mit dem Tier.

Das Beziehungsdreieck Patient – Tier – Therapeut verändert sich ständig, auch abhängig vom Patienten und seinen Problemen (Abb. 1.4). Ein ängstliches Kind sucht mehr die Nähe des Therapeuten. Die Kunst besteht darin, sich als Therapeut so zurückzunehmen, dass der Patient eigene, persönliche Erfahrungen mit dem Tier machen kann. Der Therapeut kann Vorschläge einbringen, wie der Klient in Kontakt mit dem Tier kommen kann, sollte aber die eigene, persönliche Beziehungsaufnahme zwischen Klient und Tier nicht stören, sodass eine emotionale Annäherung zwischen den beiden geschehen kann.

FALLBEISPIEL

Die neunjährige **Frieda** hatte in der Schule große soziale Probleme. Sie fand selber eine Möglichkeit, das Therapiepferd Ljufa mit leisem Pfeifen auf sich aufmerksam zu machen, Ljufa reagierte darauf und ließ sich anlocken.

In einer vertiefenden Phase können neue Ziele formuliert und umgesetzt werden, wobei der Patient immer mitbestimmen und das Tempo vorgeben darf.

3.7.2 Beziehungsaufbau

Durch die Aussicht auf ein tiergestütztes Psychotherapiesetting steigt bei therapiemüden, hoch ambivalenten Patienten häufig die Bereitschaft, eine Therapie überhaupt zu beginnen – besonders auch bei Patienten, die große Schwierigkeiten in der Beziehungsgestaltung haben.

Untersuchungen von Prothmann et al. (2006) haben ergeben, dass der größte Benefit des Einsatzes eines Tieres in der Psychotherapie in Bezug auf die Befindlichkeit der Kinder und Jugendlichen bei den am schwersten beeinträchtigten Patienten zu erzielen ist (auch noch messbar nach Abschluss der tiergestützten Therapie).

Zu Beginn einer Therapie fungiert das Tier als „Eisbrecher", indem es die Beziehungsgestaltung zwischen Therapeut und Patient förderlich unterstützt. Es hilft, anfängliche Widerstände zu mindern, indem es eine angenehme offene Atmosphäre entstehen lässt, in der es leichter fällt, über die eigenen Probleme und Schwierigkeiten zu sprechen. Patienten haben dem

Tier gegenüber weniger Erwartungen von persönlicher Ablehnung in der Kontaktaufnahme und machen keine entsprechenden Erfahrungen, da sich das Tier klientenzentriert verhält.

Unsichere Bindungsmuster, die in der frühen Kindheit erworben werden, werden auf neue Mensch-Mensch-Interaktionen übertragen, jedoch nicht auf eine Interaktion mit einem Tier. Hier besteht die Möglichkeit, ein sicheres Bindungsmuster zu etablieren und im Idealfall auf den Therapeuten und auch weitere Menschen zu übertragen. Des Weiteren wird der Vertrauensaufbau zum Therapeuten erleichtert, weil dieser seine ethischen Werthaltungen, seine Art der Beziehungsgestaltung und seine achtsame Art am Umgang mit dem Tier zeigen kann.

Aufbau einer Therapiemotivation: In der freien Interaktion mit dem Tier hat jeder Kommunikationspartner uneingeschränkten Handlungsspielraum:

- Es entsteht eine emotionale Beziehung zwischen Patient und Tier als Grundlage für die therapeutische Arbeit
- Es steigert die Motivation des Patienten, das eigene Verhalten zu reflektieren und zu verändern
- Spontaneität und Freude sind dabei wesentliche aktivierende Faktoren

Unterstützung der Beziehung und Kommunikation:
- im Rahmen von Tätigkeiten: Fellpflege, Spazieren gehen
- bei Pferden: Versorgung des Tieres, geführtes Reiten
- bei Hunden: Jagdspiele mit anschließendem Füttern
- Verbesserung der Konfliktfähigkeit („nicht perfekt sein müssen")
- Regelung von Nähe und Distanz
- Aufbau sozialer Kompetenzen (sich durchsetzen, etwas einfordern, „Nein" sagen, Grenzen setzen)
- Erwerb von Einfühlungsvermögen

Erkennen, Benennen und Stillen von Bedürfnissen:
- Berührungen, Körperkontakt
- Bewegung mit Sinn
- Erfahren natürlicher körperlicher Prozesse
- Schaffung positiver Erlebnisse (natürliche positive Verstärkung)
- Selbstakzeptanz aufgrund von wertfreier Annahme durch das Tier
- bei Pferden: Getragen werden, Kontrolle abgeben, „loslassen"
- Entspannung mit dem Tier – „Highlight": Entspannung auf dem Pferd

FALLBEISPIEL

Thomas, elf Jahre: In der ersten Stunde stand Thomas noch mit der Mutter und der Therapeutin zusammen im Auslauf bei den drei Pferden und konnte auf die Frage, welches Pferd ihm denn gefallen würde, keine Antwort geben. Sich völlig überfordert fühlend begann er zu weinen. Therapiepferd Ljufa rettete die Situation, indem sie langsam auf Thomas zukam und ihn von hinten beschnupperte, sie hatte ihn ausgewählt! Das beeindruckte Thomas derart, dass er am Ende der Stunde sagen konnte, dass er gerne wieder zu Ljufa kommen möchte.

3.7.3 Fertigkeiten und Ziele

Im weiteren Prozess helfen Tiere, die Patienten zu motivieren, an der Therapie aktiv teilzunehmen und sich für therapeutische Maßnahmen zu öffnen. Tiere wirken während der Sitzungen beruhigend und angstmindernd. Anspannungszustände werden dadurch reguliert oder verhindert, so dass meist fast durchgängig eine konstruktive Arbeitsatmosphäre besteht. Besonders hilfreich sind hierbei triangulierende Betrachtungen wie: „Glaubst du, dass der Hund weiß, was du fühlst? Wie würde er deine Gefühlslage beschreiben?" Zudem werden neue Möglichkeiten eröffnet und kreative neue Verhaltensweisen erprobt, wenn sich die Patienten sicher fühlen und emotionale Unterstützung seitens des Tieres erfahren. Dadurch kann sich das innere Arbeitsmodell verändern wie auch die Erfahrung von Selbstwirksamkeit zunehmen.

Der Umgang mit dem Tier an sich fördert Achtsamkeit, und zwar in der Art der Kontaktaufnahme und Beziehungsgestaltung. Auch angeleitete Achtsamkeitsübungen mit dem Hund oder dem Pferd werden direkt als angenehm erlebt, im Gegensatz zum Training der Achtsamkeit ohne Tier, welches erst nach einer etwa sechswöchigen Latenz täglichen Übens positive Auswirkungen zeigt (Bohus/Huppertz 2006). Bei der Übertragung der Erfahrungen aus den Therapiestunden auf den Alltag der Patienten hilft die starke emotionale Kopplung durch das Erleben angenehmer Emotionen mit dem Tier und wirkt so als Ressource.

Training und Konfrontation:

- realistische Einschätzung von Ängsten, wo sind diese sinnvoll, wo nicht/Abgrenzung von eigenen irrationalen Ängsten

- Lernen, eigene Ängste zu überwinden, Situationen zu kontrollieren
- Aufgeben von Sicherheitsverhalten
- Durchsetzungsfähigkeit lernen, sichereres Auftreten, Klarheit üben
- Aktivierung
- Generierung neuer Informationen – „Umlernen", „Entkatastrophisierung", Korrektur irrationaler Annahmen
- Förderung von Eigenständigkeit, Organisationsfähigkeit, Verantwortung

3.7.4 Generalisierung und Abschluss

Gegen Ende der Therapie werden die Abstände zwischen den Sitzungen größer gewählt. Ein Therapieabschluss muss langfristig vorbereitet werden.

Oft ist die Beziehung zum Therapiebegleittier sehr eng geworden. Ein günstiger Zeitpunkt für einen Abschluss kann vor langen Schulferien sein, in denen es ohnehin eine Pause gegeben hätte. Mit dem Patienten zusammen kann eine Abschiedsstunde geplant werden, in der der Patient alle Aktivitäten wünschen darf, die er mit dem Tier machen möchte. Ein Rückblick mit dem Kind über die Zeit der Therapie und über die Themen, die ihm am besten gefallen haben oder worauf es stolz ist, und mit den Eltern, was in den Alltag übertragen werden konnte, kann ebenfalls Teil des Therapieabschlusses sein.

Ein Fotoalbum über alle Aktivitäten des Kindes mit dem Tier ist z.B. ein Abschiedsgeschenk, das nachhaltig viel Freude macht. Das Angebot eines späteren Besuches beim Therapiebegleittier mildert ebenfalls den Abschiedsschmerz.

FALLBEISPIEL

Im Abschlussgespräch mit den Eltern des zwölfjährigen **Gino** erfuhr die Therapeutin, dass ihm der Abschied von Ljufa sehr schwergefallen ist. Ljufa sei für ihn wie eine gute Freundin. Er besuchte sein Therapiepferd später noch mehrmals.

Weiterführende Literatur

Hediger, K. (2016): Freie Interaktionen zwischen Patient und Pferd in der pferdegestützten Psychotherapie. In: Gäng, M. (Hrsg.): Therapeutisches Reiten. 3. Aufl. Ernst Reinhardt, München/Basel, 105–124
Prothmann, A. (2012): Tiergestützte Kinderpsychotherapie. Lang, Frankfurt/M.

3.8 Therapieziele und Interventionen nach Alter

Die Bewältigung der verschiedenen Entwicklungsaufgaben im Laufe der Kindheit ist Voraussetzung für eine gesunde Entwicklung der Persönlichkeit. Die frühen Beziehungs- und Bindungserfahrungen prägen diese in allen Bereichen: körperlich, emotional, kognitiv und sozial. Sie bilden die Grundlagen von Lernverhalten und Erlebnisfähigkeit.

„Wenn die Entwicklungsaufgaben erfüllt werden, tritt das Kind in eine jeweils neue Lebensform ein, und es stehen ihm jeweils neue Grundkompetenzen zur Verfügung. Unter ungünstigen Beziehungsbedingungen werden die Entwicklungsaufgaben nicht bewältigt und die neuen Kompetenzen nicht ausgebildet mit der Folge, dass die Funktionsweisen früherer Entwicklungsstufen vorherrschend bleiben" (Rudolf 2010, 32).

Der Entwicklungsstand der Kinder muss berücksichtigt werden, wenn Kinder zur tiergestützten Therapie kommen, weniger das Alter. Die inter- und intraindividuelle Variabilität der Entwicklungsschritte kann sehr groß sein. Im Vordergrund sollte eine stufengerechte, ressourcenorientierte Förderung der Persönlichkeitsentwicklung sowie Kompetenzerweiterung und damit Steigerung des Selbstbewusstseins sein.

3.8.1 Kleinkind

Die Kinder weisen in dieser Entwicklungsphase eine zeitliche und räumliche Abhängigkeit an die elterlichen Bezugspersonen auf, deshalb ist deren Anwesenheit in der Therapie, mindestens zu Beginn, meist sinnvoll. Typisch für diese Altersgruppe ist die Angst vor großen Tieren, was so häufig ist, dass sie als physiologisch bezeichnet wird. Andererseits steht bei kleinen

Kindern das Explorationsverhalten stark im Vordergrund – sie werden von Tieren fast magisch angezogen – sodass diese Angst bei guter Anleitung durch den Therapeuten rasch überwunden werden kann. Schon zweijährige Kinder verfügen über ein differenziertes räumliches Vorstellungsvermögen, können aber Gefahren noch nicht realistisch einschätzen. Deshalb muss der Therapeut die Sicherheit des Kindes gewährleisten, damit es sich mit seinem entwicklungsbedingten Nachahmungsbedürfnis und seinen Autonomiewünschen nicht gefährdet. Ponys und Kleinpferde sind aufgrund der günstigeren Proportionen für diese Altersgruppe vorzuziehen und müssen gut ausgebildet und gelassen sein.

Mögliche Ziele und Aktivitäten:

- Bewegungserfahrungen: Z.B. Bewegungsspiele rund um das Therapiebegleittier oder verschiedene Sitzpositionen auf dem Pferd, die sich positiv auf die Motorik auswirken.
- Exploration: Das Wesen Pferd oder Hund und seinen Lebensraum kennenlernen, z.B. durch Einbettung in eine Fantasiegeschichte.
- Begleitete Spaziergänge mit dem Hund oder geführtes Reiten auf dem Pferd im Schritt, sobald sich das Kind selbständig am Reitgurt festhalten kann.
- Einbezug bei Pflegemaßnahmen und Füttern fördert Wahrnehmung, Feinmotorik und Empathie.

FALLBEISPIEL

Die knapp dreijährige **Lara** (Enkelin der Stallbesitzerin, keine Patientin) kommt nachmittags, ohne ihren Mittagsschlaf gemacht zu haben, zu den Pferden und

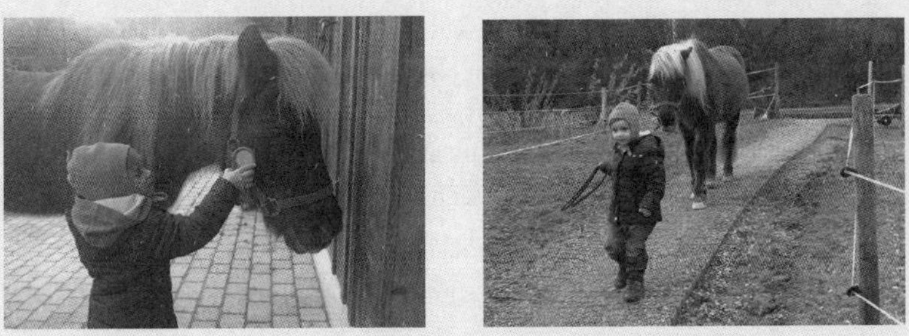

Abb. 3.6: Lara und Assa

erlebt den Reitspaziergang auf Assa so entspannend, dass sie dabei einschläft und gestützt werden muss. Ihre Händchen haben dabei den Reitgurt nie losgelassen.

3.8.2 Kindergartenkind

Mit dem Eintritt in den Kindergarten findet oft zum ersten Mal eine Trennung zwischen Eltern und Kind statt. Das Kind lernt neue Bezugspersonen kennen und lernt seinen Platz in der Kindergruppe zu finden. In dieser Entwicklungsphase findet das Kind zu einer eindeutigen psychosexuellen und sozialen Identität, sucht nach Aktivitäten mit Gleichaltrigen und beginnt nicht nur durch Vorbilder, sondern auch durch Unterweisung zu lernen.

Im Zusammensein mit dem Tier können die Kinder, je nach motorischer Entwicklung, schon begrenzte Verantwortung übernehmen. Ab dieser Altersgruppe sind Kinder zur Erweiterung der Perspektive mit Achtsamkeit in Bezug auf das Therapiebegleittier fähig (Hühner 2017).

Mögliche Ziele und Aktivitäten:

- Begrüßung und Pflege des Therapiebegleittieres und Wahrnehmung mit allen Sinnen als eigenständiges Lebewesen mit artspezifischen Bedürfnissen und Eigenschaften, zur Förderung der sozial-emotionalen Entwicklung.
- Wünsche und Bedürfnisse äußern und Absprachen treffen, fördert die kognitive und sprachliche Entwicklung.
- Erste Führ-Erfahrungen mit dem Pferd auf einem sicher eingezäunten Platz, z. B. in einem selbstgebauten „Parcours", zur Förderung von Aufmerksamkeit, Handlungsplanung und Raumorientierung.
- Begleitete Spaziergänge mit dem Hund oder geführtes Reiten auf dem Pferd in abwechslungsreichem Gelände zu jeder Jahreszeit mit Beobachtungsmöglichkeiten in der Natur.
- Spielerische Aktivitäten und Fantasiereisen, da Kinder dieser Altersgruppe in der Lage sind, einen Wechsel des Realitätsbezugs durchzuführen.

3.8.3 Schulkind

Das Schulkind ist nicht mehr auf die unmittelbare Nähe seiner Bezugspersonen angewiesen, braucht aber die Gewissheit, dass es jederzeit deren Schutz und Zuwendung erhalten kann. Der selbständige Kontakt zu Erwachsenen und Gleichaltrigen ist notwendig für sein Wohlbefinden und sein Selbstwertgefühl. Dies zeigt auch seine Bereitschaft, sich in der Schule an seine Lehrperson zu binden (wenn sich diese geschickt verhält) und von ihr zu lernen. Es sucht auch Zuwendung und soziale Anerkennung von Gleichaltrigen, tragfähige Freundschaften und Gruppenbildung werden wichtig. Die selbständige Einflussnahme auf das Therapiebegleittier unter guter Anleitung wird möglich: Tief beeindruckt reagieren Kinder, wenn sie z.B. erleben, wie ihnen das große, starke Pferd mit oder ohne Führstrick aus freien Stücken folgt!

Mögliche Ziele und Aktivitäten:

- Wissensvermittlung über Bedürfnisse des Tieres.
- Beobachtung der Reaktionen des Hundes im Rudel oder des Pferdes in der Herde: das Tier als Identifikationsobjekt zur Thematisierung der sozialen Stellung des Kindes in Familie oder Schule.
- genaueres Erkunden des Körpers des Tieres und Vergleich mit dem eigenen Körper, was Körper- und Selbstkonzept, sowie Selbst- und Fremdwahrnehmung fördert.
- Aufnahme des allfälligen Interesses des Kindes für Ausscheidungs- und Geschlechtsorgane des Tieres als Gesprächsgrundlage zur eigenen Entwicklung.
- Anleitung zum selbständigen Führen des Tieres zur Förderung der Kommunikationsfähigkeit über die Körpersprache, sowie Selbstwirksamkeit und Selbstvertrauen.
- Reiten an der Longe und geführtes Reiten auch in höheren Gangarten fördert Selbstvertrauen, Konzentration, Gleichgewicht und motorische Funktionen.

3.8.4 Pubertät und Adoleszenz

Die vielschichtigen und raschen körperlichen, emotionalen und sozialen Veränderungen können die Jugendlichen stark verunsichern:

- körperlich: hormonell ausgelöster Wachstumsschub, Gestaltwandel und Auftreten der sekundären Geschlechtsmerkmale

- kognitiv: neue Denkkategorien, wie theoretisches und hypothetisches Denken, die veränderte Sichtweisen ermöglichen
- sozial: Interesse für soziale Zusammenhänge, gesellschaftliche und ökologische Fragen
- Neigung zu realitätsfernen Erwartungen und Selbstüberschätzung, damit verbunden Ohnmachtsgefühle
- Bindungsverhalten: Die Bindung an die Eltern löst sich weitgehend auf, was von den Eltern als Ablösung und manchmal Ablehnung erlebt wird und Konflikte auslösen kann. Der Jugendliche wird frei für neue Beziehungen und geht Bindungen mit Gleichaltrigen ein, wo er Geborgenheit und Zuwendung erwartet. Ein Beziehungsnotstand kann zu psychischen Störungen führen, wie psychosomatische Krankheiten, Anorexie und Depressionen mit Suizidalität (Largo 2000).

Tiergestützte Therapie kann – durch die bedingungslose Akzeptanz des Klienten durch das Tier – hilfreich sein. Erfolgserlebnisse durch wachsende Geschicklichkeit im Umgang mit dem Tier und Kompetenzen in der Kommunikation mit ihm stärken Selbstwertgefühl und Gefühl von Selbstwirksamkeit. Das Tier kann die Funktion eines Partners übernehmen, mit dem der Jugendliche seine Freizeit gerne verbringt, alleine oder mit Gleichaltrigen. Jugendliche Mädchen z.B. können im Zusammensein mit Pferden ihre „weibliche“ Rolle mit Versorgen und Pflegen einnehmen, aber auch „männliche“ Rollenaspekte ausleben wie Stärke, Aktivität, Lust auf Abenteuer und Risiko. Über das gemeinsame Interesse am Pferd entstehen mädchenspezifische Erfahrungsfelder als Ort gemeinsamen sozialen Lernens und positiver Identifikation. Im Kontext von Beziehung und Bindung können Selbstwertgefühl, Selbstwirksamkeit und Identität entwickelt werden. Bezugspunkte weiblicher Identifikation bilden sich durch die Übernahme von Verantwortung und Achtung vor allem Lebendigen (König 1995).

Jugendliche, die sonst jegliche therapeutischen Maßnahmen ablehnen, können manchmal für eine tiergestützte Therapie gewonnen werden. Sie bedeutet eine neue Beziehungserfahrung, da negative Erfahrungen mit Mitmenschen nicht auf das Tier übertragen werden.

Mögliche Ziele und Aktivitäten:

- Achtsamkeit üben
- Freude erleben
- Fürsorge für das Tier: Versorgung, Jagdspiel und Fütterung
- Akzeptanz und Wertschätzung erleben durch die Zuwendung des Tieres
- Angst- und Spannungsminderung durch körperliche Nähe, Streicheln

- freie Bodenarbeit mit dem Pferd zur Förderung von Selbst- und Fremdwahrnehmung, kann Wunsch nach Beziehung, Autonomie und Selbstverwirklichung erfüllen
- Reiten an der Longe in allen Gangarten
- Reiten mit Halsring, mit und ohne Sattel
- Reiten auf dem Handpferd in allen Gangarten im Gelände
- Übernahme von Verantwortung durch selbständiges Reiten auf dem Reitplatz oder bei vorbestehenden reiterlichen Erfahrungen durch den Therapeuten begleitet im Gelände
- Mithilfe bei Pflege, Versorgung und Fütterung

3.9 Therapieziele und Interventionen nach Störungsbildern

In diesem Kapitel finden sich Therapieziele, Interventionsmöglichkeiten und Ideen für den Mehrwert eines Therapiebegleittieres im Rahmen der Psychotherapie. Wir folgen damit der Klassifikation der ICD-10 (Dilling et al. 2015), welche Symptome einer Diagnose zuordnet, ohne auf zugrundeliegende Ursachen zu achten. Die Symptome helfen, einen Namen und die bestmögliche Therapie für die Schwierigkeiten zu finden. Dann ist es aber auch angezeigt, die Symptomebene zu verlassen und sich Gedanken über zugrundeliegende Bedürfnisse und weitere Einflussfaktoren zu machen.

Egal welches Störungsbild zur Aufnahme einer Psychotherapie führt: Es ist uns ein Anliegen zu betonen, dass Psychotherapie immer mit einem Beziehungsangebot verbunden ist und die Beziehung zwischen Patient und Therapeut der wichtigste Wirkfaktor ist. In der tiergestützten Psychotherapie kommt zum Beziehungsangebot des Therapeuten noch das Beziehungsangebot des Tieres hinzu. Unsere Ideen zum Mehrwert und zu Interventionsmöglichkeiten folgen nicht konsistent einer Therapieschule, sondern sind eher integrativ zu verstehen und zum großen Teil aus unseren praktischen Erfahrungen entstanden.

3.9.1 Internalisierende Störungen

Emotionale Störungen

Im Kapitel Störungsbilder (Kap. 2) wird bereits das Konzept der emotionalen Störungen als kinder- und jugendpsychiatrisches Konstrukt beschrieben, das den Entwicklungsaspekt eines Kindes und Jugendlichen berücksichtigt. Wir beschreiben deshalb im Folgenden die Behandlung einer Angststörung wie auch einer depressiven Symptomatik, unabhängig davon, ob sie als emotionale Störung klassifiziert wurde, als Angststörung oder depressive Episode.

Angststörungen

Wie unter Kap. 3.5 beschrieben, steht auch bei Ängsten zunächst eine genaue Anamnese und Verhaltensanalyse im Vordergrund. Befragungen von Eltern/Hauptbezugspersonen und evtl. Lehrpersonen sind notwendig. Somatische Symptome stehen bei Ängsten oft im Vordergrund, die evtl. eine medizinische Beurteilung zum Ausschluss einer körperlichen Krankheit erfordern.

Wichtigstes Therapieziel bei Ängsten ist das Wiedererlangen von Orientierung und Kontrolle über die unangenehmen körperlichen und psychischen Symptome der Angst. Kontrolle ist auch im Umgang mit Pferden ein zentrales Thema. In der pferdegestützten Psychotherapie muss das Therapiepferd vorhersagbar auf den Klienten reagieren. Das Pferd selber, als Fluchttier, kann zum Vorbild in Bezug auf Bewältigungsstrategien der Angst werden. Die weiteren Grundbedürfnisse müssen ebenfalls berücksichtigt werden: Beziehung, Freude und Selbstwertsteigerung.

Eine tiergestützte Therapie kann sehr sinnvoll sein, wenn die Angstinhalte nicht direkt mit dem Pferd oder Hund zu tun haben. Ein gewisser Respekt vor dem Tier zu Beginn ist sinnvoll und kann durch vertrauensbildende Aktivitäten abgebaut werden. Durch Konfrontation mit den körperlichen Reaktionen auf angstauslösende Reize können Fehlinterpretationen entlarvt und modifiziert werden.

Psychoedukation: Als erstes sind Informationen für Kind und Eltern über die normale Bedeutung von Angst als ein das Überleben sicherndes Gefühl und die Entstehung von Angststörungen notwendig. Hierfür gibt es Bücher mit Einbezug von Tieren und auch ohne.

Weiterführende Literatur

Psychoedukation Angst:
Bodahl, S. (2014): Selina Pumpernickel und die Katze Flora. Carl Auer, Heidelberg
Boie, K., Dietl, E. (2012): Kirsten Boie erzählt vom Angsthaben. Oetinger, Hamburg
Potter, A., Sif, B. (2016): Henriettes Heim für schüchterne und ängstliche Katzen. Gerstenberg, Hildesheim
Schmidt-Traub, S. (2015): Selbsthilfe bei Angst im Kindes- und Jugendalter. Hogrefe, Göttingen
Schneider, S., Borer, S. (2016) Nur keine Panik. S. Karger, Basel

Genaue Wahrnehmung der Angst: Die Angst muss genau beobachtet werden: Wann und unter welchen Bedingungen tritt sie auf? Bei jüngeren Kindern können die Eltern einen Beobachtungsbogen führen, Jugendliche können das selber tun. Er soll enthalten: Datum, Uhrzeit/Dauer, angstauslösende Situation, Symptome, Intensität in einer Skala von 1 bis 10, negative Gedanken und Problemlöse- oder Vermeidungsverhalten. Interessanterweise kann bereits diese Selbst- und/oder Fremdbeobachtung einen positiven Effekt auf das Angstgeschehen haben, da durch genaue Beobachtung eine Distanzierung vom Gefühl geschehen kann.

Angsthierarchie: Das Aufstellen einer Angsthierarchie anhand des Beobachtungsbogens ist unabdingbar für die weitere Diagnostik und Therapieplanung und ermöglicht die nächsten Schritte.

Bei der Angsthierarchie geht es um die genaue Wahrnehmung der angstauslösenden Faktoren, ohne diese zu vermeiden. Die detailgetreue Beobachtung führt zu einer veränderten Sicht der Angst und kann Entlastung bringen. Die Konfrontation muss in so kleinen Schritten stattfinden, dass die Angst auch an schlechten Tagen ausgehalten werden kann. Meist beginnt man mit der Arbeit bei einem mittleren Angstniveau.

Konfrontation: Die Konfrontation mit den angstauslösenden Situationen ohne Vermeidungsverhalten bedeutet, den Umgang mit der Angst zu lernen. Evtl. wird vorher ein Entspannungsverfahren eingeübt (Progressive Muskelentspannung, Atemübungen), da körperliche Entspannung die Angstbereitschaft deutlich reduziert. Dann wird vom Einfachen zum Schwierigen in kleinen Schritten geübt. Wenn das Kind oder der Jugendliche am eigenen Leib erfährt, dass eine Situation im therapeutischen Rahmen aushaltbar ist und erlebt, dass dabei der Angstpegel sinkt – im Idealfall gegen 1 auf der Skala – dann können stufenweise schwierigere Situationen in Angriff genommen und auch „Hausaufgaben" mitgegeben werden.

Einsatz von Rollenspielen: Der Einsatz von Rollenspielen eignet sich auch in der tiergestützten Psychotherapie hervorragend. Wunsch und reale Möglichkeiten sind beim Patienten oft weit auseinander. Im Spiel kann er in einer frei gewählten Rolle eine gemeinsam geplante, herausfordernde Aufgabe übernehmen. Neue Handlungsmöglichkeiten und Ressourcen werden erschlossen, Selbstwahrnehmung und Sozialkompetenz gefördert. Der Therapeut übernimmt im Einzelsetting ebenfalls eine ihm zugeteilte unterstützende Rolle (Schörle 2017).

Mehrwert des Therapiebegleittieres bei Ängsten:

- Durch die Anwesenheit des Tieres kann schneller eine Beziehung zum Therapeuten aufgebaut werden.
- Kinder verspüren in der Anwesenheit von Tieren kaum Ängste.
- Das Streicheln eines Tieres führt zu einer Angst- und Spannungsminderung durch die Ausschüttung des Hormones Oxytocin.
- Während des Streichelns kann besser über angstauslösende bzw. belastende Themen gesprochen werden.
- Durch das Besprechen von Ursachen und Symptomen von Furcht bei Tieren kann das in Beziehung zu Ängsten des Patienten gesetzt werden; dies kann helfen, irrationale, angstauslösende Gedanken zu erkennen und zu reduzieren.

FALLBEISPIEL

Carmen, acht Jahre: Carmen kam wegen verschiedener Ängste (Trennungsangst und Leistungsängste) und dem Verdacht auf Lese-Rechtschreibstörung zur Diagnostik und Behandlung. Sie kam nicht zur tiergestützten Behandlung, aber der anwesende Hund hat gerne ein Kontaktangebot gemacht und Carmen hat dies freudig angenommen. Wir haben im Rahmen der Psychoedukation zum Thema Angst das Buch „Kirsten Boie erzählt von der Angst" (Boie/Dietl

2012) gelesen, ich ein Stück und Carmen ein Stück. Carmen saß auf dem Kontaktbereich im Therapiezimmer und unser manchmal recht eigenwilliger Hund Enya hat sich nicht nur zu ihr gelegt, sondern quasi quer über ihre Beine. Mit dieser Art „Komfortbehandlung" war das Lesen kein Problem mehr. Carmen hat altersentsprechend flüssig ihren Text gelesen.

FALLBEISPIEL

Silvia, zwölf Jahre: Silvia wurde nach eineinhalb Jahren Psychotherapie von der behandelnden Jugendpsychiaterin zur pferdegestützten Psychotherapie überwiesen. Die Diagnose lautete: Angststörung mit selektivem Mutismus, Wahrnehmungsstörungen und eine leichte ataktische Cerebralparese.
Silvia war emotional und sozial nicht altersentsprechend entwickelt, klammerte sich stark an ihre Mutter und zeigte große Scheu anderen Menschen gegenüber. Sie sprach außerhalb der Familie fast mit niemandem und beteiligte sich in der Sonderklasse, die sie besuchte, mündlich kaum. Sie fühlte sich aber schon immer von Tieren stark angezogen.
Silvia hatte neben den sozialen Ängsten weitere Ängste und Phobien: vor Hunden, Zecken, Dornen, Knallen, Gewitter und grundsätzlich Angst vor jeder neuen Situation. Therapieziele für die pferdegestützte Psychotherapie waren:

- Beziehungs- und Vertrauensaufbau zur Therapeutin und zum Pferd
- Verbesserung der Selbstwahrnehmung in Bezug auf den eigenen Körper und die Gefühle
- Stärkung von Selbstvertrauen und Selbstwertgefühl, damit Verbesserung der Emotions- und Impulskontrolle
- Förderung von Selbständigkeit, Eigenaktivität und Kommunikation
- Förderung von Flexibilität gegenüber neuen Situationen, sowie Angstabbau gemäß Angsthierarchie
- Verbesserung von Motorik und Gleichgewicht

Silvia zeigte auf dem Pferdehof mit den vielen unbekannten Eindrücken v.a. Angst vor Hunden und Pferden. Sie konnte das Therapiepferd Assa, eine kleine, zierliche, windfarbene Islandstute, im sicheren, abgegrenzten Raum kennenlernen. Dabei machte sie Wahrnehmungserfahrungen in allen Modalitäten: visuell, auditiv, taktil und olfaktorisch, wobei deutlich wurde, dass sie hyposensibel in der Tiefensensibilität (Propriozeption), jedoch hypersensibel im taktilen (Tastempfindung) und vestibulären (Gleichgewicht), wie auch olfaktorischen (Geruchssinn) Bereich war. Sie hatte große Probleme mit der Orientierung im Raum. Die „Berührungsängste" konnte sie langsam überwinden, indem sie eine Zeit lang das Pferd mit einem dünnen Putzhandschuh streichelte, danach auch mit bloßen Händen, wobei sie an den verschiedenen Körperteilen des Pferdes unterschiedliche Tastqualitäten erleben konnte. Nach einigen Stunden hatte Silvia genügend Vertrauen in die Therapeutin, dass sie bei geschlossenen Augen ihre Hand an Mähne, Schweif, Ohren und Nüstern des Pferdes führen ließ (graduierte Exposition). Am liebsten flocht sie Zöpfchen in Assas lange Mähne. Silvia lernte, über die körpersprachliche Kommunikation das Pferd zu führen, und war tief beeindruckt, dass ihr das Pferd auch frei am „unsichtbaren Strick" folgte.

Silvia sprach anfangs kaum oder nur sehr leise mit der Therapeutin. Dies änderte sich bald und sie wurde gut verständlich. Sobald aber die Mutter zum Abholen kam, verstummte sie und teilte sich nur noch über die Mutter mit.

Obwohl es ihr größter Wunsch war, schien die Angst vor dem Aufsteigen aufs Pferd unüberwindbar. In der siebten Stunde trug Silvia eine „Modereithose", wie sie erklärte. Nachdem ihr die Therapeutin die „Wunderfrage" gestellt hatte („Was würdest du tun, wenn nachts, wenn du schläfst, eine Fee käme und deine Angst mitnehmen würde, ohne dass du etwas davon merkst?"), antwortete sie spontan, sie würde reiten! Anschließend gelang es ihr kurz, den Holzklotz, der als Aufstieghilfe diente, zu verlassen und ganz auf Assa zu sitzen! Die Therapeutin fragte sie, wie es früher war, als sie schon einmal auf einem Pony saß. Es sei einfacher gewesen, weil es kleiner war („und damit nicht so weit weg vom Boden?") was Silvia bestätigte. Die Therapeutin plante mit der Klientin, das Aufsteigen in der nächsten Stunde am gleichen Ort zu wiederholen und zeitlich etwas auszudehnen (Desensibilisierung). Silvia kam in der folgenden Stunde nicht mehr in der Reithose und weigerte sich, sich aufs Pferd zu setzen. Die Therapeutin erklärte ihr, dass zum Überwinden der Angst nötig sei, sich der Angst zu stellen, anstatt auszuweichen, weil sie sich dann vergrößert. Silvia war bereit, sich an Assa anzulehnen und „wie ein Mehlsack" über ihrem Rücken zu liegen, ohne jedoch mit den Füssen den Holzklotz zu verlassen. In der Folge wurde Silvia aktiver in der Pflege und Vorbereitung und versuchte sogar selber, die Hufe auszukratzen, obwohl sie sich vor Schmutz stark ekelte. Baumstämme und große Steine im Wald luden zu einem „Waldparcours" mit Hinaufklettern und Herunterspringen ein. Dabei führte Silvia Assa immer mit und hielt sich sogar an ihr fest. Die Beziehung zum Therapiepferd wurde in den nächsten Stunden inniger, und Silvia brachte für Assa Äpfel vom eigenen Baum mit. Sie genoss es, das Belohnungsfutter aus dem Becken zu füttern. In die 13. Stunde brachte sie eine Zeichnung mit: Silvia selbst sitzt auf Assa und hält sich am Reitgurt fest, dahinter sitzt die Therapeutin, die sie leicht von hinten mit der Hand stützt (Abb. 3.7).

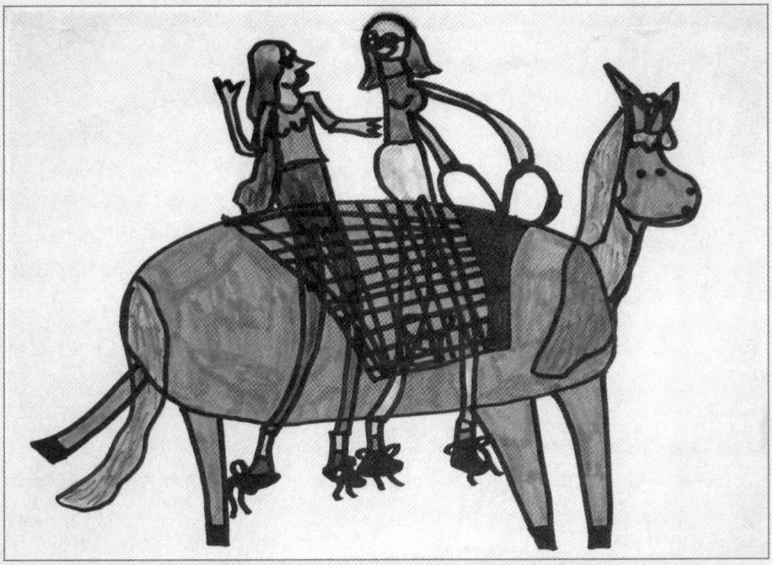

Abb. 3.7: Silvias Zeichnung

Daraufhin wurde ein Holzpferd mit Assas Decke und Reitgurt ausgerüstet. Nach einigen Vorübungen stieg Silvia auf und die Therapeutin setzte sich dahinter, wie auf Silvias Zeichnung! Dabei konnte Silvia ausdrücken, dass ihr Angstpegel von anfangs 10 auf unbedenkliche 3 hinuntersank. Anschließend stieg Silvia nochmals allein auf das Holzpferd, und die Angst sank auf null. Sie freute sich über ihren Erfolg! In den folgenden Stunden schaffte sie es, auf dem Sandplatz auf Assa aufzusteigen und immer länger oben zu bleiben. Sie wollte sogar bei laufender Zirkusmusik als „Zirkusdame" gefilmt werden, nachdem sie Assa aufwendig geschmückt und sich selber verkleidet hatte (Rollenspiel). Silvia lieh sich gerne Stiefel oder Handschuhe der Therapeutin aus, was ihr offenbar beides Halt gab (Beziehung, Identifikation).
Ab der 26. Stunde konnte Silvia beim geführten Reiten die Erfahrung des Getragenwerdens in der Bewegung auch im Gelände machen. Dabei begegnete sie auch Hunden, was ihr anfangs wieder große Angst machte. Sie fühlte sich aber auf dem Pferd besser vor Hunden geschützt, als zu Fuß, was ihr half,

oben zu bleiben. Sie trug nun stolz die von ihrer Großmutter erhaltenen richtigen Reithosen.
Nach einem Jahr Therapie konnte Silvia Assa hinter der Therapeutin gehend alleine von der Weide führen. Sie hatte den Anbindeknoten gelernt und konnte das Pferd fast selbständig putzen und ausrüsten. Silvia äußerte auch mehrfach, gerne zu Assa und der Therapeutin zu kommen.
Dann kam eine Phase von Regression: Silvia wollte nicht mehr an der Longe reiten, sondern ganz nah geführt werden. Sie wollte die Hufe nur noch mit Handschuhen auskratzen und ging sich mehrmals die Hände waschen. Nach der Abmachung, pro Stunde nicht mehr als zweimal Händewaschen zu gehen, war das Thema erledigt! Sie wurde wieder etwas mutiger und die Hundeangst konnte in Angriff genommen werden. Eine Hündin wurde eingeladen und war eine ganze Stunde dabei. Silvia äußerte zwar die Angst, dass Flora an ihr hochspringen und sie beißen könnte, streichelte sie aber am Schluss zärtlich und legte sogar ihre Wange an ihr Fell. Ausritte ins Gelände gelangen aber nur ganz kurz, aus Angst vor frei laufenden Hunden. Begegnete ihr einer, erstarrte sie zunächst, konnte aber die Situation mit etwas Ablenkung aushalten. Ihre Ambivalenz zwischen Interesse und Angst war überdeutlich.
Nach einer Winterpause wurde die pferdegestützte Arbeit mit ähnlichen, aber erweiterten Zielen wieder aufgenommen.

Klienten finden im Umgang mit dem Pferd, wenn möglich in der freien Natur, wieder Zugang zu ihren Wünschen und Fantasien. Im symbolischen Rollenspiel können Wünsche mindestens annähernd gelebt werden, und die Klienten wachsen manchmal weit über sich hinaus.

FALLBEISPIEL

Silvia wollte eine Fantasiegeschichte mit Assa spielen. Ihre Idee wurde gemeinsam mit der Therapeutin entwickelt und geplant. Alle Situationen sollten fotografiert werden, um danach ein Bilderbuch zu gestalten.
Silvia erfand die Rolle des „Cowgirls Roxy". Auf einem selbstgebauten „Abenteuer-Spielplatz" im Wald musste Roxy, jetzt mit Gilet, Handschuhen und Cowboy-Hut selbständig auf Assa reitend, Baumstämme überwinden, ein imaginäres entlaufenes Kalb mit dem Lasso einfangen oder einem Cowboy ein neues

Hufeisen bringen, was einhändiges Reiten erforderte. Roxy fand eine schlafende Eule und einen Bären im Wald (von einem Indianer in einen Baum geschnitzt). Sie wusste, dass Assa auch im dicksten Wald oder im Nebel immer den Heimweg finden und sie wohlbehalten nach Hause bringen würde. Die Therapeutin dehnte die bekannten Wege schrittweise mit nur so viel Druck aus, wie für Silvia erträglich war, um sie ein wenig aus der Komfortzone zu holen, und doch keine Verweigerung zu provozieren (graduierte Desensibilisierung). Im Herbst wurde es gegen Abend schon dunkel und Roxy rüstete Assa mit Leuchtgamaschen aus. Assa reagierte einmal im Dunkeln ängstlich auf einen unbekannten Gegenstand am Wegrand mit erhobenen Kopf, gespitzten Ohren und lautem Schnorcheln und hätte am liebsten die Flucht ergriffen. Roxy konnte sie beruhigen und den Gegenstand mit dem Pferd genauer erkunden, worauf sich Assa beruhigte (Vorbildfunktion für Angst-Bewältigungsstrategie), Roxy wollte es dem Sheriff melden. In jeder Stunde spielten die Ängste vor Hunden, Dornen und Schiesslärm noch mit, konnten aber überwunden werden. Nachträglich war Silvia immer stolz auf das Erreichte. In der letzten Stunde vor der Winterpause gerieten Roxy und Assa in einen (realen) Schneesturm. Sie führte Assa auf einem engen Pfad mit großen Wurzeln, wo jeder Schritt gut geplant werden musste. An einem Lieblingsplatz gab es einen Imbiss, den Roxy mitgebracht hatte. Zurück im Stall bekam auch Assa ihre wohlverdiente Belohnung. Ein langer inniger Abschied folgte. Assa durfte anschließend mit ihren Stallkollegen für drei Monate auf eine Winterweide in eine große Herde.

Dies war auch die Abschlussstunde der Therapie, in der Silvia in zweieinhalb Jahren einen Teil ihrer Probleme überwinden konnte. Die Therapieziele wurden nicht alle vollständig erreicht, aber der Anstoß für eine positive Weiterentwicklung wurde gegeben. Silvia hatte in der Schule eine Freundin gefunden. Silvia zeichnet und malt in ihrer Freizeit intensiv bis heute. 2016 machte sie mit ihrer Mutter zusammen eine Ausstellung ihrer farbenprächtigen und z.T. großflächigen Bilder in einer Galerie ihres Wohnorts. An die Zeit mit Assa hat sie schöne Erinnerungen.

Depressive Störungen

Wie in Kap. 2 beschrieben, gehen Depressionen v.a. bei jüngeren Kindern oft mit unerwarteten Symptomen einher. Meist stehen Schlafstörungen, Trennungsängste, Schuldgefühle und körperliche Symptome wie Bauchweh, Kopfweh, usw. im Vordergrund. Die Abklärung beim Kinderarzt ergibt meist keinen fassbaren Befund. Konzentrationsstörungen, Leistungsschwäche und sozialer Rückzug fallen in der Schule auf. Geliebte Hobbys werden plötzlich nicht mehr ausgeübt und Sporttrainings nicht mehr besucht.

Eine genaue Anamnese und Verhaltensanalyse durch Befragungen von Eltern/Hauptbezugspersonen und Lehrpersonen können zu einer Diagnose, oder mindestens Arbeitshypothese führen, aufgrund derer Therapieziele gemäß den innerpsychischen Grundbedürfnissen erstellt werden können. Depressive Störungen neigen zur Chronifizierung, deshalb besteht ein wichtiges Therapieziel auch darin, Rückfälle zu verhindern. Bei Depressionen stehen Bedürfnisse nach Vertrauen, Selbstwerterhöhung und Selbstwirksamkeit im Vordergrund.

Die Entscheidung für eine ambulante Therapie hängt vom Schweregrad und allenfalls vorhandener Suizidalität ab. Informationen des Klienten und seiner Bezugspersonen über das Krankheitsbild, sowie die Erwartungen an die Therapie stehen am Anfang. Für eine leichte bis mittelgradige depressive Störung bietet sich Tiergestützte Therapie an, da es viele Möglichkeiten für stimmungsaufhellende körperliche Aktivitäten und genussreiche Erlebnisse im Kontakt mit dem Tier, das Kontakt und Beziehung unvoreingenommen anbietet, gibt. Frische Luft und Bewegung, Spontaneität der Tiere und die natürliche Stallumgebung wirken sich schon als unspezifische Faktoren positiv auf Stimmung und körperliche Befindlichkeit aus. Natur und Tiere wirkend stress- und angstreduzierend, stimmungsaufhellend und vertrauensfördernd. Die aktive Mitarbeit des sensiblen Therapiebegleittiers ermöglicht dem Klienten neue Erfahrungen von Wirksamkeit in der Beziehungsgestaltung. Die Notwendigkeit eindeutiger Körpersprache in der Kommunikation mit dem Tier fördert den Aufbau von Körperspannung.

Zu Beginn ist aufgrund der Symptome der Depression die Motivation für eine Therapie nicht immer vorhanden. Oft bestehen zusätzliche Symptome wie Ängste und suizidale Gedanken. Die körpersprachliche Kommunikationsstrategie des Pferdes kann den Einstieg erleichtern. Erfahrungen der Selbstwirksamkeit im Umgang mit dem starken Tier bei der freien Interaktion und beim Führen bieten vielfältige Möglichkeiten von Beziehung, können Ressourcen beim Klienten aktivieren und die Motivation aufbauen.

Therapieziele:

- Freude empfinden
- Aktivierung
- Wertschätzung/Selbstwert
- Entspannung
- Kompetenz erleben

- Gefühle wahrnehmen und benennen
- Verbesserung der Emotionsregulation (Umgang mit unangenehmen Gefühlen, Umgang mit dysfunktionalen Gedanken)

Im Rahmen einer Studie wurde bei Patienten in Pflegeheimen und psychiatrischen Kliniken eine reduzierte depressive Symptomatik gefunden (Souter/Miller 2007). Es wurde ein Zusammenhang mit einer positiven Wahrnehmung von Tieren postuliert, in Anwesenheit von Tieren wurde mehr Lächeln und Lachen verzeichnet. Die Anwesenheit eines Tieres entlockt zudem positive Emotionen und Wärme (Marr et al. 2000; O'Haire et al. 2013).

Mehrwert durch einen Therapiebegleithund bei depressiver Symptomatik

- Kommunikation und Interaktion
  - Hund sucht von sich aus Kontakt zum Patienten (Wertschätzung)
  - direkt positive Verstärkung durch die Reaktion des Hundes, wenn Interaktionsangebote vom Patienten ausgehen
- aktivierende Impulse durch den Hund
  - Freude erleben
  - gemeinsame Aktivitäten (Spaziergang, Jagdspiel)
- Gefühle erkennen, benennen
  - Hund beobachten und einschätzen, wie er sich fühlt
  - Situationen beschreiben und den Patienten die Gefühle einschätzen lassen
  - Vergleich mit eigenen Gefühlen
  - Interaktion unter Hunden beobachten und auf menschliches Verhalten übertragen
- Selbstwert
  - Fürsorge für den Hund zeigen
  - Zuwendung durch den Hund erhalten
  - den Hund mit Respekt behandeln
  - lernen, dem Hund etwas beizubringen
  - lernen, Fehler zu tolerieren

FALLBEISPIEL

Lea, zwölf Jahre: Lea wurde zur tiergestützten Psychotherapie zugewiesen, nachdem sich nach einer einjährigen klassischen Psychotherapie keine Verbesserung gezeigt hat. Lea litt unter starken depressiven Symptomen, fühlte sich minderwertig und nutzlos. Häufig führten diese abwertenden Gedanken zu selbstverletzendem Verhalten (Faust vor die Wand schlagen). Lea liebte Hunde und war im Kontakt zum Hund fröhlich, offen und begeisterungsfähig. Wir haben mit der Geschichte jedes einzelnen Hundes begonnen. In drei aufeinander folgenden Therapiestunden lernte sie die drei Hunde kennen, die mich zur Arbeit begleitet haben – inklusive ihrer ganzen Lebensgeschichte und mit einem Jagdspiel, das jeweils zur Lieblingsbeschäftigung gehörte. Die Energie und triumphierende Lebensfreude, die mit dem Finden/Fangen des Futterbeutels verbunden war, sprang eins zu eins auf Lea über. In einer vierten Stunde haben wir uns mit Mayka, die nicht mit zur Therapie kommt, beschäftigt. Leas erster Impuls war: Wie ist es, wenn alle Hunde arbeiten und nur einer nicht? Fühlt sie sich nicht nutzlos? Welchen Wert, welche Daseinsberechtigung hat Mayka? Zum Thema kam, dass sich Lea selbst in ihrer Familie wie das schwarze Schaf fühlte – in einer Familie, in der alle funktionieren, nur sie die Probleme macht. In den folgenden Stunden haben wir viel über Mayka gesprochen und über Maykas Erfolge im Futterbeutelsuchen. Alle anderen Hunde haben das Prinzip des Futterbeutels schnell verstanden, nur Mayka hatte große Mühe damit und hat insgesamt zwei Jahre gebraucht, den Futterbeutel zu apportieren (wir haben schon gedacht, das wird nichts mehr …). Als Mayka das erste Mal den Futterbeutel apportiert hat, habe ich Lea ein Video davon gedreht, und wir haben Mayka in der nächsten Therapiestunde gefeiert! Im Verlauf der Therapiestunden waren wir weniger aktiv draußen unterwegs und mehr im Therapieraum, aber bei jedem Gespräch gab es einen engen Kontakt vom Hund zu Lea, was Lea deutlich erleichtert hat, von sich und ihren Gefühlen zu sprechen. Das Wahrnehmen und Benennen von Anspannung und Entspannung und im weiteren Verlauf von unterschiedlichen Gefühlen, der Umgang mit unangenehmen Gefühlen und das Erforschen von zugrundeliegenden Bedürfnissen hat einen großen Raum in der Therapie eingenommen. Nach einem Jahr Tiergestützter Therapie konnten wir die Therapie abschließen, Lea konnte ein positives Selbstbild aufbauen und ihre Denkmuster und Grundannahmen verändern, was sich vor allem auch in Bezug auf die Interaktion mit Gleichaltrigen positiv ausgewirkt hat.

Eine sorgfältige emotionale Anbahnung zu Beginn ist wichtig, da die Patienten zunächst oft unsicher, initiativ- und interesselos, manchmal auch ängstlich sind. Das Therapiebegleittier übernimmt im sicheren Rahmen oft die „Eisbrecherfunktion". Durch den Aufbau von Selbstvertrauen im Laufe der ersten Stunden werden Erfolgserlebnisse möglich, was das Gefühl von Selbstwirksamkeit erhöht, z. B. beim selbständigen Führen des Hundes oder des Pferdes. Es werden neue Erfahrungen von Kontrolle und Wirksamkeit in der Beziehungsgestaltung möglich. Rückmeldungen des Therapiebegleittieres zeigen dysfunktionale Verhaltensweisen auf, die im Gespräch oder über Handlungen bewusst gemacht werden können. Wenn genügend Körperspannung aufgebaut werden kann, die notwendig für eine eindeutige Körpersprache ist, können im Verlauf zunehmend aktivierende Tätigkeiten hinzugenommen werden, z. B. erste reiterliche Einwirkungen auf das Pferd, Reiten an der Longe – später auch Reiten auf dem Handpferd im Gelände, was höhere Gangarten erlaubt, z. B. einen erfrischenden Galopp! Auch Mithilfe bei der Stallarbeit fördert den Antrieb für aktives Handeln in einem sinnvollen und notwendigen Zusammenhang.

FALLBEISPIEL

Ella, elf Jahre: Ella litt nach der Trennung ihrer Eltern unter großer Nervosität, häufigen Kopfschmerzen, Geschwistereifersucht, Lern- und sozialen Problemen bei durchschnittlicher Intelligenz. Sie wirkte nach einem Jahr Spieltherapie so demotiviert, dass ein Wechsel des Settings notwendig wurde. Ella hatte eine belastete Geschichte nach einem Treppensturz im Alter von zwei Jahren mit diversen neurologischen Untersuchungen, die keine fassbaren pathologischen Befunde ergaben. Ellas Gangbild, ihre Bewegungen und ihr Gesichtsausdruck wirkten bizarr.

Ella kam gut motiviert in die pferdegestützte Therapie, und in den ersten Stunden mit dem Therapiepferd Assa wurde eine sorgfältige emotionale Anbahnung eingeleitet. Ella war aber so zaghaft im Kontakt mit dem Pferd, dass Assa oft gelangweilt weglief. Sie brauchte viele Anregungen und Unterstützung durch die Therapeutin, damit sie die Aufmerksamkeit des Pferdes gewinnen konnte. Beim geführten Reiten begann Ella von ihren Sorgen um die Trennung ihrer Eltern, die nicht mehr miteinander sprechen konnten, zu erzählen. Sie

fühlte sich in eine Vermittlerrolle gedrängt und litt wiederholt unter Albträumen mit existentiell bedrohlichem Inhalt inkl. Verlust ihres Vaters. Durch den Umzug mit Mutter und Schwester musste sie ihr innig geliebtes Kaninchen weggeben. Die Energie für Schule und Alltag konnte sie kaum mehr aufbringen und war häufig krank.
Ellas emotionaler Zustand wurde auch auf dem Pferderücken deutlich sichtbar: Sie saß hypoton und schlaff in sich zusammengesunken auf dem Pferd. Die Haltung wurde etwas besser, als das Pferd mit einem Sattel ausgerüstet wurde, was ihr etwas mehr Halt gab, dafür vermisste sie nun die Körperwärme des Pferdes im Winter! Bei der Vorbereitung stellte sie immer wieder die gleichen, stereotypen Fragen ums Pferd; die Therapeutin versuchte sie zu motivieren, durch Beobachtung selber Antworten zu finden. Fotos von all ihren Aktivitäten rund ums Pferd klebte Ella in ein Pferdebuch und zeigte es zuhause stolz ihrer Familie.
Bei den Reitspaziergängen wurde Ella allmählich aktiver, begann mit ersten reiterlichen Einwirkungen und nahm die Zügel selber in die Hand.
Gemäß Lehnert-Pruss lässt die reiterliche Hilfengebung Zug, Druck und Widerstand bewusst erleben und ermöglicht dadurch eine bessere Eigenwahrnehmung (Lehnert-Pruss, 2014).
Auch im Alltag gab es Lichtblicke, z. B. bahnte sich zum ersten Mal in Ellas Leben eine Freundschaft mit einem gleichaltrigen Mädchen an! In dieser Phase kam sie, die sonst oft auf dem Weg trödelte, im Laufschritt von der Bushaltestelle zum Stall, um die Neuigkeiten zu erzählen!
Nach einem Jahr Therapie kam Ella in Reithosen und Reitstiefeln in die Therapie und wollte richtig reiten lernen. Für die Schule plante sie einen Vortrag über Pferde mit einem Praxisteil im Stall zu machen! Mit dem Kinderchor ging sie, die bisher stark unter Heimweh litt, in den Sommerferien voll Freude mit auf Tournee bis ins Ausland.

Zwangsstörung

Zwangserkrankungen werden oft im Zusammenhang mit Angststörungen beschrieben, da Zwänge als Bewältigungsstrategie für Ängste verstanden werden können.

Bei schweren Zwängen wird man um eine intensive multimodale Verhaltenstherapie und evtl. Psychopharmaka zur Behandlung der direkten Symptome nicht herumkommen. Mit einer tiergestützten Therapie können aber indirekte Symptome gut bearbeitet werden, wie z. B.

- Reduzierung des übertriebenen Perfektionismus und Suche nach totaler Sicherheit im Leben
- Reduzierung der Angst vor Kontrollverlust
- Reduzierung übermäßig magischen Denkens
- Bearbeitung von sozialen Defiziten und Selbstwertproblemen
- Verbesserung der adäquaten Wahrnehmung von Gefühlen und Aufbau von Bewältigungsstrategien bei negativen Gefühlen
- Verbesserung der Problemlösekompetenz
- Aufbau von Alternativverhalten

Die Psychoedukation des Patienten und seinen Bezugspersonen steht, wie bei den meisten psychischen Störungen, am Anfang einer Therapie und umfasst Aufklärung über die Merkmale einer Zwangsstörung und deren Therapiemöglichkeiten, wie auch Erklärungsansätze zu Entstehung und aufrechterhaltenden Faktoren von Zwängen (Wewetzer/Wewetzer 2012).

Der Kontakt zum Tier und sein hoher Aufforderungscharakter können den Einstieg in eine Psychotherapie erleichtern, und anfängliche Bedenken können überwunden werden. Es gibt viele Gelegenheiten für Expositionen, und diese sind dank der Beziehung zum Therapiebegleittier, das im Zentrum des Interesses steht, leichter zu bewältigen.

Therapieziele:

- enger Zusammenhang zwischen Zwang – Angst – Depression (viele Therapieziele, die bei Angst und Depression benannt sind, treffen auch hier zu)
- Konfrontation mit Reaktionsverhinderung bei Zwangshandlungen – dadurch gehen Zwangshandlungen zurück
- Einordnung von Gefühlen und Anspannung
- Erlernen von Möglichkeiten der Entspannung
- Umgang mit Zwangsgedanken, Identifikation als dysfunktional

Mehrwert des Therapiebegleithundes:

- Aufgrund der Nähe zu Angststörungen trifft vieles, was dort beschrieben wurde auch hier zu
- Motivation (oft keine Behandlungsmotivation, vor allem bei jungen Patienten, da der Leidensdruck oft erst entsteht, wenn Zwangshandlungen nicht möglich sind)
- Entspannung erleben
- Üben von Achtsamkeit

FALLBEISPIEL

Lars, zwölf Jahre: Lars kam zur Psychotherapie wegen Zwangsgedanken und -handlungen im Zusammenhang mit der Essenssituation. Er hatte Angst vor verseuchtem Geschirr und Besteck und konnte nur von eigenem Geschirr, das nur von ihm benutzt wird, essen. Eine Therapiemotivation hatte er nicht, er fühlte sich von seinen Eltern geschickt und fand die Situation so mit seinem eigenen Geschirr völlig okay. Es zeigtne sich eher zufällig ein großes Interesse und ein sehr inniger Kontakt mit dem Therapiebegleithund Enya. Lars war sehr interessiert an Enya und zeigte eine starke fürsorgliche Seite im Umgang mit dem Hund. Dies führte dazu, dass weitere Termine mit mehr Motivation eingehalten wurden und die Integration des Hundes ein fester Bestandteil der Therapie wurde. Jede Therapiestunde hat mit einer kurzen aktiven Jagdsequenz begonnen, in welcher durch das Jagdspiel und das anschließende Fressen automatisch eine Konfrontation mit Speichel stattgefunden hat. Dies konnte zum Hinterfragen dysfunktionaler Zusammenhänge gut aufgegriffen werden (Was ist wann wieso mit welchen Auswirkungen eklig und wann nicht?). Dadurch, dass Lars auch die Therapeutin in der Interaktion mit meinem Hund beobachtet hat, entstand mehr Vertrauen in der therapeutischen Beziehung.

FALLBEISPIEL

Ken, elf Jahre: Ken wurde mit depressiven Symptomen, Zwangsgedanken und Zwangshandlungen, sowie sozialen Problemen mit Schulverweigerung zur pferdegestützten Psychotherapie überwiesen. Ken liebte Tiere innig, verspürte aber immer wieder starke Ängste vor ihnen. Den Wunsch nach einem Haustier konnten ihm die Eltern nicht erfüllen. Eine starke Ambivalenz bestand zwischen den Ängsten vor dem Tier generell, Angst vor Schmutz bei Berührung des Fells und dem starken Wunsch nach körperlicher Nähe zu Tieren.

Nach einer sorgfältigen Anbahnungsphase konnte Ken das Therapiepferd Ljufa bürsten und die Hufe auskratzen, trotz seiner Bedenken, sich die Hände schmutzig zu machen. Er verstand, dass das wasserabweisende Fett, das nach dem Abstreichen des Pferdes an den Händen klebt, eine wichtige Funktion beim Pferd erfüllt. Wenn es ihm schlechter ging, sah er überall Ungeziefer im Stall und musste sich ständig die Hände waschen, sonst konnte er am Ende der Stunde nichts essen. Die Therapeutin suchte vermehrt nach Möglichkeiten der Entspannung und für viel Körperkontakt mit dem Pferd. Während des geführten Reitens im Gelände konnte Ken reife Äpfel von den Bäumen pflücken und essen, ohne Möglichkeit, vorher die Hände zu waschen. Daraufhin besserte sich die Symptomatik deutlich. Ken konnte sein wachsendes Selbstvertrauen auch in den Alltag übertragen und erstmals bei einem Freund übernachten. Daraufhin schaffte er es, eine Woche mit seiner Klasse ins Klassenlager zu gehen, ohne wesentliche Probleme. Zuhause wurde er zugänglicher, auch wenn er noch gelegentliche Blockaden zeigte. Die Zwangssymptomatik war nicht ganz weg, aber auf niedrigem Niveau, und schränkte ihn im Alltag kaum noch ein.

3.9.2 Externalisierende Störungen

Aufmerksamkeitsstörungen

ADHS bei Kindern und Jugendlichen: Wie unter Kap. 2.2.1 schon ausgeführt ist die ADHS eine der bekanntesten und am häufigsten diagnostizierten psychischen Auffälligkeiten im Kindes- und Jugendalter und gehört zur Gruppe der Verhaltens- und emotionalen Störungen mit Beginn in der Kindheit und Jugend. Die betroffenen Kinder und Jugendlichen sind motorisch unruhig, verletzen Regeln, geraten dadurch oft in Konflikte und werden in der Schule häufig als stark störend erlebt. Sie werden von Reizen der Umgebung und aus ihrem Innern ständig überflutet, d. h. sie können nicht unterscheiden, was wichtig und was unwichtig ist. Dadurch springt ihre Aufmerksamkeit von einem zum anderen und sie sind kaum in der Lage, sich länger auf ein Thema zu fokussieren. Daraus resultiert das bekannte Verhaltenschaos. Gleichaltrige meiden oft Nähe oder Freundschaft aufgrund des unberechenbaren, impulsiven Verhaltens. Diese Erfahrungen führen zu Verunsicherung bei den betroffenen Kindern und oft zu einem negativen Selbstkonzept, was jedoch häufig durch expansive Verhaltensweisen kompensiert wird.

DEFINITION

„Das **Selbstkonzept** ist „die zusammengefasste, konzentrierte, aber änderbare Summe der tausendfachen Erfahrungen eines Menschen mit sich selbst und über sich selbst: wie er ist, wie er lebt, was er kann und was er nicht kann" (Tausch/Tausch 1991, 57).

Es lassen sich aber bei den meisten Betroffenen immer wieder Situationen finden, in denen nur eine geringe oder keine Beeinträchtigung der Aufmerksamkeit festzustellen ist, z. B. wenn Kinder auf neue und aufregende Inhalte treffen (Anregungswechsel) oder ihr Verhalten durch einen Erwachsenen oder äußere Umstände gesteuert wird.

Viele Kinder mit einer ADHS leiden auch unter Sprachentwicklungsverzögerungen und verfügen über zu wenig kommunikative Kompetenzen, da meistens auch noch andere Bereiche der Basis-Wahrnehmung betroffen sind. Um möglichst eigenständig mit dem Therapiebegleittier kommunizieren zu können, sind folgende Fertigkeiten notwendig:

- eine differenzierte Wahrnehmung in den verschiedenen Modalitäten, um die Signale des Partners zu erkennen
- grob- und feinmotorische Fertigkeiten, um die Körpersprache zu koordinieren
- soziale Kompetenz zur Kontaktaufnahme und Einfühlung in das Gegenüber
- Selbstvertrauen in die eigene Ausdrucksfähigkeit
- kognitive Fähigkeiten, um Zusammenhänge zu erfassen und sich situationsgerecht zu verhalten (Schörle 2008).

Kinder und Jugendliche mit ADHS sprechen meist sehr gut auf Tiere an, oft besser als auf ihre Mitmenschen, da sie ihre bisher negativen Erfahrungen in sozialen Beziehungen nicht auf das Therapiebegleittier projizieren. Die mit der tiergestützten Therapie verbundenen Bewegungsreize sind „Weckreize", v. a. die andauernden Gleichgewichtsreize beim Reiten. Diese verbessern die Aufmerksamkeits- und Verhaltenssteuerung von Kindern mit einer ADHS, sodass ihr Verhalten „geordneter" wirkt (Breitenbach et al. 2015, 105). Um sich auf dem Pferderücken halten zu können, ist Konzentration auf die körperliche Wahrnehmung unverzichtbar, was Gleichgewichtsübungen auf dem Pferd sinnvoll macht (Haßlinger/Kless 2014).

Wichtig ist die Auswahl des geeigneten Therapiebegleittieres, das sich durch die Hektik hyperaktiver Kinder nicht irritieren lässt. Durch seine Ruhe und Größe kann z. B. ein Pferd dem Kind ein wenig Respekt einflößen und erkennbare Grenzen aufzeigen.

Die Behandlungsstrategien für jegliches Therapiesetting sollten bei Kindern mit einer ADHS folgende Kriterien erfüllen (Breitenbach et al. 2015; Döpfner et al. 2013):

- möglichst frühzeitige Intervention
- Einbeziehung von Eltern und Lehrkräften
- systematische Verstärkung des Zielverhaltens
- gut strukturierte und geregelte Lern- und Lebenssituationen
- Training kognitiver Strategien zur Problembewältigung
- Aktivierung exekutiver Funktionen wie Aufmerksamkeitssteuerung, Verhaltensinhibition und Verhaltensplanung

Dies gilt auch für die Therapieplanung in der tiergestützten Psychotherapie. Feste Strukturen und regelmäßige, vorhersehbare Abläufe bieten den Rahmen und geben Sicherheit. Wenn sich das Kind zuerst motorisch austoben muss, soll es das außerhalb Sichtweite z. B. der Pferde tun. Erst dann folgen Begrüßung, Vorbereiten, Ausrüsten, Führen, geführtes Reiten mit Konzentrations- und Koordinationsübungen, Entspannung, Versorgen, Belohnen, evtl. Füttern und Mithilfe bei der Stallarbeit.

Gleichbleibende Abläufe geben Sicherheit und inneren Halt und das Kind kann sich über zunehmende Selbständigkeit im Umgang mit dem Tier und damit über Erfolgserlebnisse freuen, was Selbstvertrauen und Selbstwertgefühl stärkt.

Häufig verfügen Kinder mit einer ADHS neben anderen Wahrnehmungsdefiziten auch über mangelnde sprachliche Kompetenzen (Fallbeispiel Caspar), da Wechselwirkungen der verschiedenen Entwicklungslinien der sensorischen, motorischen, kognitiven, sozialen, emotionalen und sprachlichen Kompetenzen parallel zueinander verlaufen und sich gegenseitig bedingen (Aschenbach 2009).

Therapieziele in der tiergestützten Psychotherapie mit dem Pferd: Mit den Aktivitäten mit dem Pferd verfügen wir über ein Angebot, das die Klienten ganzheitlich anspricht. Es können alle Wahrnehmungsmodalitäten erlebt, die Aufmerksamkeit gelenkt und die gesamte Persönlichkeitsentwicklung gefördert werden. Dies führt auch zur Verbesserung von Konzentrationsfähigkeit, Ausdauer, Handlungsplanung und Impulskontrolle und zu einer Verminderung der Ablenkbarkeit. Bei der Vorbereitung und Pflege des Pferdes wird die Fähigkeit, sich zu organisieren, gestärkt. Da das Pferd nonverbal kommuniziert und kein sprachliches Verhalten erwartet, können kommunikative Kompetenzen aufgebaut und Erfolgserlebnisse ermöglicht werden. Als Ansatzpunkte der Förderung können vorhandene Fähigkeiten und Stärken des Kindes genutzt werden.

- **Visuell:** Beim Abstreichen und Bürsten des Pferdes das *Sehen* der Beschaffenheit des Fells, der Farbe, der verschiedenen Wuchsrichtungen der Haare und der Wirbel, der beweglichen und unbeweglichen Körperteile, der großen Augen mit der ovalen Pupille, des Ohrenspiels (unabhängig und in alle Richtungen), der Größenverhältnisse im Vergleich zum Patienten.
- **Auditiv:** Das *Hören* auf Lautäußerungen des Pferdes, z. B. Schnauben oder Darmgeräusche.
- **Taktil:** Beim *Tasten,* wie weich oder rau das Fell oder das Langhaar an verschiedenen Stellen ist, wie hart die Hufe sind (individuelle Empfindlichkeiten des Tastsinns werden erkennbar) oder beim Erkennen von Temperaturunterschieden, z. B. den warmen Atem aus den Nüstern des Pferdes mit dem Handrücken zu spüren, braucht schon etwas Mut.
- **Propriozeptiv:** Durch das Getragenwerden auf dem Pferderücken beim geführten Reiten das Erleben von propriozeptiven Reizen in der *Bewegungserfahrung* mit Förderung von Haltung und Gleichgewicht.
- **Olfaktorisch:** Das *Riechen* des Pferdes und der Stallumgebung, sowie Gras, Heu, Stroh, Kraft- oder Mineralfutter wird meist als angenehm wahrgenommen; die Ausscheidungen des Pferdes, je nach Empfindlichkeit, können als unangenehm kommentiert werden.
- **Gustatorisch:** Das *Kosten* der Dinge, die das Pferd gerne frisst: Äpfel, Möhren, Leinsamen, Weizenkleie u. a. – sie bieten unterschiedliche geschmackliche Erfahrungen.

Therapieziele in der tiergestützten Psychotherapie mit dem Hund: Die für das Pferd angesprochenen Punkte der Wahrnehmungsförderung können in großen Teilen auch auf den Hund übertragen werden. Darüber hinaus ergeben sich folgende Therapieziele und daraus abgeleitete mögliche Interventionen mit dem Hund:

- Verbesserung der Impulskontrolle
- Verbesserung von Ausdauer und Handlungsplanung

- Verbesserung der Konzentrationsfähigkeit
- Verminderung der Ablenkbarkeit
- Motivationsaufbau
- Lernen lernen (Umgang mit nicht selbstbelohnenden Tätigkeiten)

Mehrwert durch den Einsatz eines Therapiebegleithundes

- Verbesserung von Aufmerksamkeit und Konzentration: Sich auf den Hund konzentrieren und mit dem Hund nach genauen Regeln spielen
- Verbesserung der Handlungsplanung/Lernen/Motivation: Dem Hund eine neue Aufgabe beibringen
- Verminderung der Ablenkbarkeit: Mit dem Hund gemeinsam eine Aufgabe bewältigen und ganz darauf fokussiert sein

FALLBEISPIEL

Marvin, 14 Jahre: Marvin kam zur Tiergestützten Therapie wegen einer ADHS und Schwierigkeiten in der sozialen Integration. Marvin hat sich durch die Interaktion mit dem Hund angenommen und wertgeschätzt gefühlt, ganz im Gegenteil zu seinen Erfahrungen mit Gleichaltrigen. Wir haben mit Jade gearbeitet mit dem Fokus, Motivation aufzubauen, die Handlungsplanung wie auch die Organisationsfähigkeit zu verbessern. Zunächst haben wir uns mit Ressourcen beschäftigt. Was kann Jade gut, wo liegen ihre Stärken, wie setzt sie sie ein und im Vergleich dazu, wie es bei Marvin ist. Beim Punkt Motivation haben wir überlegt, wie Motivation entsteht und wie ein Hund am besten lernt, ohne dass man ihm sagen kann, wozu das gut sein soll. Wir haben uns eine neue Aufgabe überlegt, in kleine Schritte unterteilt und darauf geachtet, wo diese Schritte selbstbelohnend sind und wie man verstärken kann, wenn der Schritt nicht selbstbelohnend ist. Am beeindruckendsten für Marvin war es, dass Jade sehr gut durch Nachahmen gelernt hat. In einer Stunde haben wir den Futterbeutel auf den Schrank gelegt und nur eine lange, recht dicke Schnur daran befestigt, die an der Regalwand nach unten lief. Ziel war, dass Jade an der Schnur zieht und der Beutel runterfällt und sie ihn dann apportiert. Jade hat gesehen, dass der Beutel auf dem Regal lag, ist an der Seite nach oben gehüpft, konnte ihn aber nicht erreichen. Marvin hat sich dann in der Höhe von Jade neben das Regal gestellt, die Schnur in den Mund genommen und daran gezogen. Jade hat ihn genau beobachtet und dann genau so den Beutel vom Regal geholt. Marvin war unheimlich stolz auf sie. In dieser Art und Weise haben wir uns auch mit Schubladen und Türen auseinandergesetzt und Jade hat viele neue Fertigkeiten erworben (die sich auch auf unser familiäres Zusammenleben ausgewirkt haben, Jade konnte dann nämlich auch unsere Haustüre öffnen).

FALLBEISPIEL

Caspar, acht Jahre: Der schon unter Kap. 2.2.1 erwähnte Caspar wurde im Abklärungsbericht als motorisch sehr unruhig beschrieben, er lief ständig im Schulzimmer herum und störte dadurch den Unterricht (Hyperaktivität). Er konnte sich nur wenige Minuten auf einen Lerninhalt konzentrieren, war stark ablenkbar und auf enge Führung und Begleitung angewiesen; Routinen und Rituale gaben ihm Halt (Aufmerksamkeitsdefizit). In Anforderungs- oder Ablehnungssituationen zeigte er häufig kleinkindliches Verhalten durch sich auf den Boden legen und trotzigem Schreien und Weinen; die Mitschüler gingen auf Distanz zu ihm. Er verfügte über ungenügende Strategien, um seine Emotionen zu regulieren und sich selber wieder zu beruhigen (Impulsivität, Frustrationstoleranz). Seine Grob- und Feinmotorik waren ungeschickt und er konnte z. B. seine Schuhe nicht selber binden. Schwächen in der räumlichen Erfassung und im Vorstellungsvermögen, sowie eine auditive Merkfähigkeitsschwäche fielen auf. Die Sprachkompetenz (bei Zweisprachigkeit) war aufgrund dieser Wahrnehmungsschwächen äußerst gering, auch in seiner Muttersprache (funktionelle Defizite).
Im Kindergarten wurde Caspar durch eine Klassenassistenz begleitet. Die Einschulung in die öffentliche Schule scheiterte durch sein oppositionell-verweigerndes Verhalten, Caspar musste einzeln betreut und anschließend in eine Sonderklasse mit nur sechs Kindern wechseln. Nach Diagnosestellung erhielt Caspar zusätzlich eine medikamentöse Unterstützung mit Methylphenidat, worauf er gut ansprach und sich in der neuen Klasse langsam integrieren konnte.
Die Überweisung in die pferdegestützte Psychotherapie erfolgte aufgrund der Tatsache, dass Caspar verbal kaum zugänglich war, sich aber außerordentlich für Bauernhöfe und Tiere interessierte. Die Therapieplanung wurde entsprechend ausgerichtet: möglichst wenig verbale Anweisungen, dafür viel visuel-

le Hilfestellungen und strukturgebende Abläufe. Der Therapiestall steht in ruhiger, ländlicher Umgebung. Zunächst hatte Caspar Respekt vor Assa, einer schon älteren Islandstute, war aber hochmotiviert und fand in Begleitung der Therapeutin rasch Zugang und Vertrauen zu ihr in der *freien Interaktion* und machte begeistert alles mit (emotionale Anbahnung).

Wenn das Pferd im sicheren Raum nicht angebunden wird, kann es in freie Interaktion mit dem Klienten treten und z. B. bei zu impulsiver Begrüßung auf Abstand gehen. Auch das Pflegen und Putzen eines freistehenden Pferdes bietet viel mehr Gelegenheiten zu Interaktionen im Vergleich zum angebundenen Pferd. Der Patient muss aufmerksam und präsent sein, damit er das Interesse des Pferdes aufrechterhalten kann, und er lernt die Signale und Körpersprache des Pferdes zu beobachten und mit Hilfe des Therapeuten zu deuten. So kann auch Konzentration und Ausdauer trainiert werden (Hediger 2016).

FALLBEISPIEL

Bildkarten über den Stundenablauf (Varel 2015) dienten **Caspar** als Leitlinie, an der er sich mit seinem Handeln am Pferd orientieren konnte. Er lernte Putzutensilien, Ausrüstung und Tätigkeiten auf den Bildern und am Pferd in Worten zu benennen. Bei der Vorbereitung bürstete er Assa anfangs nur an einer Stelle. Die Therapeutin schlug vor, mit ihm zusammen das ganze Pferd zu bürsten – aber wie kommt man dazu? Wo beginnen? Wie ist die Wachstumsrichtung der Haare und der Wirbel? Was ist ihre Bedeutung? Mit der Orientierung am Pferdekörper war Caspar überfordert. Mit Fotos von Details, z. B. ein Auge, ein Ohr, die Mähne, der Schweif, ein besonderer Haarwirbel, konnte seine Aufmerksamkeit fokussiert werden. Er lernte, die Teile dem Pferdekörper zuzuordnen und gewann so einen Überblick. Der Vergleich mit seinem eigenen Körper förderte die Orientierung an sich selbst. Vergleiche von Größe, Beschaffenheit, Lage und Beweglichkeit z. B. der Ohren, waren weitere Entdeckungen. Das Hufeauskratzen, zusammen mit der Therapeutin, fand Caspar (wie viele Kinder!) das Spannendste. Druck und Widerstand werden dabei bewusst erlebt und fördern die Eigenwahrnehmung, dazu ist auch etwas Kraft in den Händen erforderlich. Caspar zeigte keinerlei Ekel vor Schmutz und Mist. Er half auch sehr gerne beim Mist einsammeln, wobei er seine Grob- und Feinmotorik trainieren konnte. Beim geführten Reiten konnte er sich zunehmend entspannen und wurde dabei deutlich ruhiger.

Störung des Sozialverhaltens

Erstellt man bei den betroffenen Kindern und Jugendlichen mit Sozialverhaltensstörungen eine Verhaltensanalyse, so sind auf der Handlungsebene impulsive, oppositionelle und dominante Verhaltensweisen im Vordergrund. Auf der kognitiven Ebene werden selbst- und fremdabwertende Gedanken angegeben („Niemand mag mich, die anderen sind alles Idioten …") sowie mangelnde Kompetenzen bei der sozial-kognitiven Problemlösung (Entwicklung von Handlungsalternativen, Berücksichtigung von negativen Handlungskonsequenzen bei aggressivem Verhalten). Gefühle von Wut und Ärger dominieren auf der emotionalen Ebene. Die Probleme können durch die Bezugspersonen aufrechterhalten werden, die entweder eine duldende Erziehungshaltung oder emotional überzogene Reaktionen zeigen. Diese inkonstanten, unberechenbaren Erziehungsmuster sind zentrale Aspekte der Problementwicklung (Petermann et al. 2016).

Der Einfluss von Tieren zur Förderung von psychosozialen Kompetenzen bei Kindern und Jugendlichen ist wissenschaftlich belegt. Bei aggressiven Verhaltensweisen können mithilfe einer pferdegestützten Therapie Wut und Ärger reduziert werden. Die Reaktionen des Pferdes helfen den Patienten, die Wirkung ihres Verhaltens direkt zu erleben und dieses der Situation anzupassen. Durch die Kommunikation im Beziehungsdreieck Pferd – Patient – Therapeut kann die Dialogfähigkeit – Grundlage jeglichen gesellschaftlichen Miteinanders – verbessert und echte Beziehungsfähigkeit geschaffen werden (Gäng 2015).

Das Therapiesetting wird in Abhängigkeit von der Stärke und dem Chronifizierungsgrad der Symptomatik, dem Auftreten von komorbiden Störungen und den Ressourcen des Patienten, seiner Familie und dem Umfeld gewählt. In einem Gruppensetting kann durch Selbsterfahrung und das Teilen des Pferdes eine positive Dynamik entstehen. Stolz und Tillmann konnten in einer Studie mit Kindern und Jugendlichen mit sozial-emotionalem Förderbedarf bzgl. Wirksamkeit von Heilpädagogischer Förderung mit dem Pferd zeigen, dass psychosoziale Kompetenzen wie Selbstsicherheit, Mut und soziale Zeichen in Beziehungen positiv beeinflusst werden (Stolz/Tillmann 2017).

Die Therapiemotivation ist nicht immer vorhanden. Oft besteht Druck von Behörden oder der Schule, die eine Therapie veranlasst haben. Der

Erfolg einer Therapie hängt ab vom Einbezug der Familie/Bezugspersonen, die einerseits Entlastung und Hilfe, aber auch eine Modifikation ihrer Erziehungshaltung benötigen.

Mögliche Therapieziele in einer tiergestützten Therapie:

- Vermittlung von Entspannungsfähigkeit zur besseren Ärgerkontrolle
- Gefühlsdifferenzierung v.a. im Hinblick auf die Selbstwahrnehmung
- sensorische Integration aller sinnlichen Eindrücke
- Verbesserung der sozialen Wahrnehmung
- Förderung von Selbstreflexion und Selbstkontrolle
- Aufbau von Empathie durch neue, unbelastete Beziehungserfahrungen
- Einübung von Kooperation und angemessener Selbstbehauptung
- Verbesserung der Impulskontrolle
- Wahrnehmen und Setzen von adäquaten Grenzen

FALLBEISPIEL

Justin, sechs Jahre: Justin wurde zur tiergestützten Therapie vorgestellt. Er wurde wegen ausgeprägtem impulsivem Verhalten vom Kinderarzt mit Risperdal behandelt und war sowohl zu Hause als auch in der Schule nur schwer zu führen. In einem Vorgespräch mit der Mutter alleine stellte sich heraus, dass Grenzsetzung quasi nicht möglich sei, da Justin keine gesetzten Grenzen akzeptiere. Dies hat mich eher zurückhaltend reagieren lassen in Bezug auf eine tiergestützte Psychotherapie, wir haben jedoch eine Probestunde mit Justin vereinbart. Justin kam in freudiger Erwartung zur ersten Stunde mit dem Hund. Für sein Alter war er eher groß gewachsen, in seinem Verhalten jedoch sehr kindlich. Ich hatte Jade, als sehr selbstbewusste Hündin dabei, die höflich eine kurze Begrüßung ermöglichte, um sich dann in den Kennel zurückzuziehen. Diese Situation war für Justin kaum auszuhalten, am liebsten wäre er hinter Jade her gekrabbelt in den Kennel hinein. Um klare Verhältnisse zu schaffen, habe ich die Tür des Kennels geschlossen und mich davorgesetzt. Als die Grenze für Justin klar war, habe ich die Tür wieder geöffnet und wir haben uns in etwas Entfernung auf den Boden gesetzt und Jade im Kennel beobachtet. Justin selbst hat ausprobiert, wie er liegt, wenn er entspannt ist.

FALLBEISPIEL

Pascal, zehn Jahre: Pascal wurde vom Kinderarzt zunächst zur kinderpsychiatrischen Abklärung überwiesen, da er beim Übergang in die dritte Klasse mit einem Wechsel der Lehrerin erhebliche Verhaltensauffälligkeiten wie Einschlafstörungen, Wutanfälle, v.a. in der Schule, und drohende Schulverweigerung gezeigt hatte. Pascal war sozial immer sehr zurückhaltend gewesen und hatte nie einen richtigen Freund finden können. Die Wutanfälle steigerten sich dermaßen, dass die anderen Kinder Angst vor ihm bekamen, und er wurde vollends zum Außenseiter. Auf Druck reagierte er nur noch mit Verweigerung oder Aggression. Der hinzugezogene Schulpsychologe stellte eine durchschnittliche kognitive Entwicklung fest, empfahl zunächst Einzelunterricht und danach eine Weiterschulung in einer Kleingruppe.

Pascal wirkte gespannt, wie unter Druck stehend, und äußerte der Therapeutin gegenüber offen seine Empfindungen. Er habe oft „ein komisches Gefühl im Kopf", das jederzeit auftreten könne, manchmal „jage es ihm den Zapfen heraus", er sei dann „wie ein anderer" und schlage einfach um sich. Er sei dann gleichzeitig traurig und wütend. Pascal hatte Angst, das gleiche wie sein drei Jahre älterer Bruder zu haben, der aufgrund einer schweren Sozialverhaltensstörung in ein Schulheim platziert werden musste. Nachdem fünf verschiedene Schulmöglichkeiten am Verhalten von Pascal – immer noch schwerste Wutausbrüche bei geringster Provokation – scheiterten, wurde er weiterhin einzeln beschult.

Eine pferdegestützte Psychotherapie war indiziert, da Pascal Tiere immer sehr mochte. Neue, unbelastete Beziehungserfahrungen sollten ihm den Weg zurück zu den Mitmenschen öffnen. Zu Beginn war auffallend, dass Pascal lange den Namen des Therapiepferdes, Assa, nicht behalten konnte, was u.a. zeigte, dass die Beziehung zum Pferd noch nicht etabliert war. Über das Kennenlernen von Assas Körper konnte er viele sinnliche Erfahrungen machen und entwickelte viel Eigeninitiative beim Pflegen und Vorbereiten des Pferdes. Ausführungsvorschläge der Therapeutin lehnte er zugunsten seiner eigenen Vorstellungen oft ab, dabei überschätzte er sich zeitweise erheblich. Den Anbindeknoten zog er so fest an, dass er ihn danach kaum mehr lösen konnte! Erfolgserlebnisse waren zur Stärkung des Selbstwertgefühls und dem Gefühl der Selbstwirksamkeit wichtig für ihn. Während des zunächst geführten Reitens erzählte Pascal von seinen Konflikten mit anderen Kindern, denen er im Einzelunterricht nur in den Pausen begegnete. Er konnte sich die Namen kaum merken und eine große Einsamkeit war spürbar, da es ihm kaum je gelang, einen konstruktiven Kontakt zu knüpfen. In der Therapie wirkte er zufrieden, schien alles zu genießen und nach einigen Stunden war eine schöne Beziehung zu Assa spürbar; gelegentlich brachte er ein Stück hartes Brot für sie mit. Pascal half auch sehr gerne bei der Arbeit im Offenstall rund um die Pferde und wollte auch hier seine Ideen, wie man etwas besser und praktischer durchführen könnte, umsetzen. Er war immer wetterfest gekleidet und ließ sich auch von Regen und Kälte nicht abhalten. Bald wollte Pascal „die Zügel selber in die Hand nehmen", während die Therapeutin nebenher ging. Abenteuerliche Wege im Wald über Wurzeln und Äste waren weitere Herausforderungen. Einige Male konnte er sogar Rehe beobachten. Bei großer Hitze kühlten sich Pascal und Assa in einem Bach stehend ab. Als Pascal auf dem Heimweg alleine traben wollte, rutschte er langsam seitlich vom Pferd und landete sprichwörtlich „wieder auf dem Boden". Er realisierte dabei, dass er sich überschätzt hatte, nahm es mit Humor und stieg wieder auf.

3.9.3 Persönlichkeitsstörungen – emotional-instabile Persönlichkeitsstörung vom Borderline-Typ

In der Behandlung der emotional-instabilen Persönlichkeitsstörung vom Borderline-Typ (BPS) stehen zu Beginn zum einen die häufig als chronisch zu benennende Suizidalität und das selbstverletzende Verhalten (SVV) im Vordergrund. Ein gut evaluiertes und manualisiertes Programm zur Behandlung der BPS liegt mit der Dialektisch-Behavioralen Therapie (DBT) nach Linehan (2014) vor. Dieses Manual wurde auch für Jugendliche adaptiert (DBT-A, von Auer/Bohus 2017).

Therapieziele im Rahmen der DBT-A (Kap. 3.10.7):

- Förderung von Fertigkeiten in Bezug auf Stresstoleranz (Suizidalität und SVV), Achtsamkeit, Umgang mit Gefühlen, zwischenmenschliche Interaktion, Selbstwert, Substanzabusus
- Steigerung der Motivation zur Veränderung
- Übertragung neu erlernter Fertigkeiten in den Alltag

Ein Störfaktor, nicht nur für die zwischenmenschliche Interaktion, sondern auch für die therapeutische Beziehungsgestaltung zwischen Patient und Therapeut, ist die meist vorhandene Angst vor Zurückweisung (Rejection Sensitivity) bei Patienten mit BPS. Die Patienten haben Angst, in einer sozialen Situation zurückgewiesen zu werden und nehmen uneindeutige Gesten eher als Ablehnung wahr. Dies bezieht sich aber nur auf zwischenmenschliche Interaktionen und passiert nicht in der Interaktion mit dem Tier.

Patienten mit einer BPS weisen in der Vergangenheit überproportional häufig Bindungsstörungen und traumatisierende Erlebnisse auf, weshalb zu Beginn der Therapie traumatisierende Erlebnisse (gegebenenfalls mit den Fragebogeninstrumenten der Traumadiagnostik, Kap. 2.7) erhoben werden sollten und gut reflektiert werden muss, ob zunächst eine Traumatherapie (Kap. 3.9.7) angezeigt ist.

Einsatz eines Therapiebegleithundes im Therapieverlauf:

- zu Beginn der Therapie einen kontaktsuchenden Hund zur Beziehungsförderung einsetzen
- im weiteren Verlauf der Therapie auch Auseinandersetzung damit, dass der Hund aus dem Kontakt geht oder Kontaktangebote nicht wahrnimmt (wichtig ist es, sich dessen bewusst zu sein, die Situation aufzugreifen, zu reflektieren, einen Bezug zum Alltag herzustellen)
- das Verhalten des Hundes führt sehr selten zu starken Gefühlen von Zurückweisung (weil diese vom Hund auch nicht erwartet wird), deshalb sind diese Situationen gut analysierbar
- immer auch auf Stresszeichen des Hundes achten: Während Anspannungssituationen in der Therapie kann sich der Hund auch überfordern, indem er versucht zu regulieren – dann am besten Situation trennen, mit dem Patienten raus oder in einen anderen Raum gehen (Ladner 2016)

FALLBEISPIEL

Emma, 16 Jahre: Emma kam nach einem Suizidversuch zur ambulanten Behandlung. Die Anwesenheit des Hundes hat sich sehr positiv auf ihr Anspannungsniveau ausgewirkt. Nach einer Behandlung mit dem Fokus DBT-A, um einen Umgang mit hoher Anspannung mittels Skills bewältigen zu können, stand die Modusarbeit im Vordergrund, bei der es um zugrundeliegende Bedürfnisse und Bewältigungsmechanismen ging. Die Arbeit mit schematherapeutischen Techniken (Stuhldialoge) fiel Emma sehr schwer. Auch die Hilfestellung, sich vorzustellen, was sie ihrer besten Freundin sagen würde, half Emma nicht. Sie hat sich dann Jade gegenübergesetzt und bei ihr konnte sie sich entschuldigen, Trost zusprechen und Jade als verletzbaren Anteil ansprechen.

3.9.4 Essstörungen

Restriktive Essstörungen

Magersucht (Anorexia nervosa): Die Behandlung der Magersucht gestaltet sich zu Beginn häufig schwierig, da die Patienten meist keine Therapiemotivation zeigen und ihren Zustand auch nicht als besorgniserregend wahrnehmen. Sie nehmen sich selbst – auch bei ausgeprägtem Untergewicht – als zu dick wahr und haben als Ziel eine weitere Gewichtsabnahme vor Augen (Körperschemastörung).

Therapieziele:

- Psychoedukation von Patient und Eltern, Einschätzung körperlicher Risiken, Bestimmen des Settings (ambulant oder stationär)
- Gewichtszunahme bis zum vereinbarten Gewicht, idealerweise etwa 500g pro Woche
- Gewichtserhalt bei Erreichen eines gesunden Gewichts (meist um die 20. Altersperzentile des BMI)
- Normalisierung des Essverhaltens

Wichtig ist es, eng mit einem Ernährungsberater und dem Kinder- oder Allgemeinarzt zusammenzuarbeiten. Gewichtskontrollen werden im Idealfall beim Kinderarzt durchgeführt und direkt kommuniziert.

In einer ersten Therapiephase steht vor allem eine Steigerung der Motivation im Vordergrund. Hierzu wird eine ausführliche Psychoedukation genutzt, ein Abwägen im Sinne einer Pro- und Contra-Tabelle kann ebenso eingesetzt werden. Ein individuelles Störungsmodell wird ausgearbeitet, aus dem sich dann auch die Therapieziele ergeben. Dann folgt ein Fokus auf das Essverhalten, Essprotokolle können eingeführt werden, um Abläufe besser zu verstehen und Zusammenhänge zu erkennen. Ein strukturierter Essensplan kann in der Phase der Neustrukturierung des Essverhaltens Sicherheit geben. Häufig sind zu diesem Zeitpunkt Schwierigkeiten in der Emotionsregulation sichtbar. Hinderliche automatische Gedanken, für die ein Umgang bzw. eine Möglichkeit der Veränderung gefunden werden kann, treten auf. Ebenfalls können Kompetenzen in der sozialen Interaktion fehlen und Thema in der Therapie sein. Das Körperbild zu verändern, ist einer der schwierigeren Punkte in der Therapie. Hier kann mit Imaginationsübungen, Abtast- und Zeichenübungen sowie Fremd- und Selbstwahrnehmungsübungen gearbeitet werden. Weitere Themen in der Therapie können Selbstwert und Genuss- und Entspannungsfähigkeit sein.

Mehrwert eines Therapiebegleittieres
In der Phase der Motivation kann der Faktor Therapiebegleittier motivationsfördernd und angstmindernd sein. Am Beispiel Hund oder Pferd kann man sehr schön erläutern, was das jeweilige Tier benötigt, um gesund zu sein, das Futter kann angefasst und durch den Geruch wahrgenommen werden, Analysen auf dem Futtersack können betrachtet und mit dem Bedürfnis von Menschen verglichen werden. Das Füttern eines Hundes im Rahmen eines Jagdspieles ist eine sehr lust- und freudvolle Angelegenheit, für ein Pferd bestehen weite Teile des Tages in der Nahrungsaufnahme. Vergleiche zwischen Tier und Mensch sind hilfreich, so kann Psychoedukation interessanter gestaltet werden und weniger belehrend wirken.
Bezüglich der Emotionsregulation und der Fähigkeit, sich zu entspannen, ist auch der Wirkfaktor der Angst- und Spannungsminderung durch Hund und Pferd hilfreich.
Für das Körpererleben und das Körperbild, aber auch für den Selbstwert, kann die Arbeit mit dem Tier wichtige Impulse setzen, sich selbst und seinen Körper ohne unangenehme Gefühle zu spüren und auf sich und das Tier zu achten.

Katharina Alexandridis (2009) hat mit „Pferdegestützte Bewegungstherapie bei Essstörungen" ein Konzept zur Integration von Bewegungstherapie in das Konzept des Natural Horsemanship für Patienten mit Essstörungen beschrieben. Sie hat 2015 den Kölner Körperbildtest (KKBT) entwickelt, wobei das Schätzen des Umfangs eines Gegenstandes verglichen wird mit Umfangschätzungen am eigenen Körper. Da die therapeutische Auseinandersetzung mit dem eigenen Körper von den Betroffenen als belastend empfunden und häufig vermieden wird, kann die pferdegestützte Therapie mit ihren speziellen Rahmenbedingungen gute Möglichkeiten dazu bieten. Eine Körperbildtherapie kann am Pferd mit Messen und Vergleichen von Körperteilen mit einem Seil umgesetzt werden. Wichtig ist dabei, dass falsche Annahmen durch die Patienten eng begleitet vom Therapeuten korrigiert werden und diese dadurch eine realistischere Wahrnehmung ihres eigenen Körpers erleben. Die Verbindung von Körpererfahrung und Reflexion darüber ist dabei entscheidend wichtig (Alexandridis 2015).

Bulimischer Typ

Ess-Brech-Sucht (Bulimia nervosa): Patienten mit einer Ess-Brech-Sucht haben häufig den größeren Leidensdruck und kommen eher selbstmotiviert zur Therapie. Bei der Behandlung ist ein wichtiger Schritt die Dokumentation des Essens z. B. durch ein Tagesprotokoll, in dem aufgeschrieben wird, was gegessen wurde und wann erbrochen wurde. Zusätzlich können begleitende Gedanken und Gefühle aufgeschrieben werden, um einen besseren Überblick über die Zusammenhänge zu bekommen. Hierzu können auch Verhaltensanalysen aus der DBT-A genutzt werden.

Vorgehen im Rahmen der Therapie:

- Normalisierung des Essverhaltens (Essensplan mit regelmäßigen, angemessenen Mahlzeiten/Portionen), um Hungerphasen zu vermeiden
- Entwicklung alternativer Emotionsregulationsstrategien
- Verstehen und Veränderung krankheitserhaltender Denkmuster
- Entwicklung eines adäquaten Selbstbildes

Mehrwert eines Therapiebegleittieres

Der Einbezug eines Therapiebegleittieres weist Ähnlichkeiten zum Einbezug bei Magersucht auf. Der Punkt Emotionsregulation ist häufig früher in der Therapie ein wichtiges Thema wie auch Schwierigkeiten in der Impulskontrolle. Hier können Pferd und Hund zunächst beim Wahrnehmen von Anspannung und Entspannung und im Schulen von Achtsamkeit helfen. Viele Punkte, die für die Behandlung der emotional-instabilen Persönlichkeitsstörung hilfreich sind (Kap. 3.9.3 und Kap. 3.10.7) können ebenfalls hilfreich sein.

FALLBEISPIEL

Amelie, zwölf Jahre: Amelie wurde in einem frühen Stadium einer Magersucht aus der Spezialsprechstunde für Essstörungen zugewiesen. Sie hatte recht viel Gewicht innerhalb kurzer Zeit abgenommen, befand sich mit dem Gewicht aber noch an der 10. Altersperzentile. Sie hatte verweigert, weitere Termine wahrzunehmen, aber eingewilligt, zur Therapie mit einem Hund zu gehen. Zuhause hatte Amelie selbst einen Hund, den sie sehr liebte. Amelie schaffte es, regelmäßige wöchentliche Termine wahrzunehmen und am Thema Essen und

Gewicht und am Umgang mit Gefühlen zu arbeiten. Wir haben verglichen, was Hunde brauchen, um gesund zu sein, was ein Mensch und haben uns mit der Frage nach dem idealen Gewicht beschäftigt, mit den Rasseunterschieden bei unterschiedlichen Hunderassen. Bei den Gefühlen zeigte sich zum einen eine große Angst, nicht dazuzugehören und nicht gut genug zu sein sowie eine ausgeprägte Wut bezogen auf den familiären Kontext. Beides konnte aufgegriffen und im Rahmen von Familiengesprächen thematisiert werden.

FALLBEISPIEL

Sabine, 17 Jahre: Sabine war mit 14 Jahren erstmalig an einer Magersucht erkrankt, hatte vier stationäre Aufenthalte in verschiedenen Kliniken hinter sich sowie einen Suizidversuch ein Jahr zuvor in einer Kinderklinik. Neben der Magersucht standen eine deutliche depressive Symptomatik sowie eine soziale Phobie im Vordergrund. Sabine kam zur pferdegestützten Psychotherapie und hatte begleitend wöchentliche Termine in der Spezialsprechstunde für Essstörungen. Sabine liebte Islandpferde und ist – bevor sie krank wurde – auf Islandpferden geritten. Sie zeigte sich zunächst unsicher im Kontakt mit dem Pferd und benötigte Unterstützung durch mich als Therapeutin. Das Holen des Pferdes aus der Herde heraus hat zu einem sehr schönen Moment geführt: Wir standen in der Herde, ganz ruhig, haben die Pferde beobachtet und wurden beobachtet, einzelne Pferden nahmen vorsichtig Kontakt auf, und Sabine sagte: „Es ist ein wundervolles Gefühl, ein Teil dieser großen Herde zu sein." Mit dem Pferd haben wir uns der Körperwahrnehmung gewidmet. Vor allem folgende Übung wurde von der Patientin als „intensiv" und „magisch" erinnert:
„Lehne dich so ans Pferd, dass dein Bauch den Bauch des Pferdes berührt. Atme nun ein. Schließe deine Augen bei einer verlängerten Ausatmung. Nimm nun deine Bauchdecke wahr, wie sie sich beim Ein- und Ausatmen bewegt. Lasse deine Aufmerksamkeit bei deiner Bauchdecke. Bringe deine Atmung in Übereinstimmung mit der deines Pferdes. Atme tief und gleichmäßig. Spüre dabei die Wärme des Pferdes an deinem Körper. Wenn es für dich passt, lasse beim Atmen ein inneres Lächeln entstehen. Wenn nicht, ist es auch okay. Wenn dich Gedanken ablenken, lasse sie vorüberziehen und bringe deine Aufmerksamkeit zurück zu den Empfindungen deines Atems. Bleibe noch ein paar Atem-

züge im Spürkontakt. Mit einer Einatmung öffnest du die Augen und kommst zurück ins Hier und Jetzt."

Die Patientin beschrieb, wie Blaer sich auf ihren Atemrhythmus eingelassen habe und benannte ein intensives Gefühl von Freude und Glück im Rahmen dieser Harmonisierung.

Ebenso haben wir während geführter Ausritte Achtsamkeitsübungen auf dem Pferd gemacht. Die Achtsamkeitsübungen auf dem Pferd waren so konzipiert, dass sie auch ohne Pferd zu Hause durchgeführt werden konnten.

Ein Beispiel: „Atme ein. Schließe die Augen bei einer verlängerten Ausatmung. Entspanne deine Stirn, deinen Kiefer, deine Schultern. Spüre den Kontakt deiner Beine zum Pferd und wie dein Po den Rücken des Pferdes berührt. Atme ruhig ein und aus. Lasse nun den Atem kurz in den Hintergrund treten und richte deine Aufmerksamkeit auf eine deutliche Körperempfindung. Dies können die Gesäßhöcker sein oder die Oberschenkel, die am Pferd anliegen. Es kann auch eine andere Empfindung sein, auch eine unangenehme. Ein Jucken oder Kribbeln. Versuche die Empfindung neugierig und interessiert zu untersuchen. Richte deine gebündelte Aufmerksamkeit wie einen Laserstrahl dorthin, wo du die Empfindung am deutlichsten spürst. Erforsche alle Eigenschaften dieser Empfindung. Du brauchst keine Worte dafür zu finden, es genügt, wenn du sie deutlich spürst. Wenn Bewertungen aufkommen, nimm auch dies wahr. Mache dir den Unterschied bewusst zwischen einer Empfindung und einem Gedanken darüber. Bleibt die Empfindung gleich oder ändert sie sich? Bleibe noch ein paar Atemzüge im Spürkontakt. Dann lasse ein paar Atemzüge deine Aufmerksamkeit auf den Wellen deines Atems nieder. Mit einer Einatmung öffnest du deine Augen und kommst zurück ins Hier und Jetzt."

Die Übung wurde wiederum positiv von der Patientin konnotiert, in der Körperhaltung und Mimik der Patientin war zudem eine deutliche Entspannung sichtbar.

Insgesamt haben sieben pferdegestützte Therapiesitzungen stattgefunden, die Anzahl war von vornherein begrenzt, da Sabine eine Ausbildung beginnen wollte und damit keine zusätzlichen Termine mehr möglich waren. Sabine hat aber einen wundervollen Übertrag in ihren Alltag gefunden: Sie hat ein Pflegepferd (auch ein Islandpferd) gefunden, um das sie sich regelmäßig kümmern kann und das sie auch reiten darf.

3.9.5 Autismus-Spektrum-Störung (ASS)

Betrachtet man die Kernsymptomatik der ASS (Kap. 2.5), so zeigen sich vor allem Schwierigkeiten in der Kommunikation und in der sozialen Interaktion und Vorstellungskraft. Auch eingeschränkte und repetitive Interessen und Verhaltensweisen sind typisch. Sowohl die soziale Interaktion und soziale Vorstellungskraft wie auch die Kommunikationsstörung bieten Ansatzpunkte für den Einsatz eines Tieres in der Therapie.

Im Folgenden zeigen wir unsere Erfahrungen mit Störungsbildern auf, die früher dem Asperger-Autismus zugeordnet wurden.

- Unterstützung der Kommunikation: Das Therapietier bietet durch seine analoge Kommunikation eine große Chance für Erfolgserlebnisse im Bereich der Kommunikation. Durch die Motivation *Ich möchte den Hund/das Pferd verstehen!* wird ein Zugang erleichtert. Sowohl Hunde als auch Pferde bieten als sozial lebende Rudel-/Herdentiere viele Möglichkeiten, Interaktion und Kommunikation zunächst zu beobachten. Als nächster Schritt kommt das Ausdrücken von Gefühlen und Intentionen (Wie geht es dem Hund? Wieso verhält er sich so?). Hierbei bietet es sich an, nachzufragen, ob es dem Patient auch manchmal so geht, wie sich das anfühlt und was er dann macht.
- Unterstützung der sozialen Interaktion und sozialen Vorstellungskraft: Interessanterweise fühlen sich Patienten mit einer ASS häufig zu Tieren hingezogen und weisen zudem eine unerwartet große Kompetenz auf, sie zu verstehen und sich in sie einzufühlen. Diese Kompetenz kann im Rahmen der tiergestützten Psychotherapie genutzt und auch schrittweise auf den Menschen übertragen werden. Häufig haben Kinder mit einer ASS die Erfahrung gemacht, dass sie „anders" sind, nicht dazu gehören, ausgegrenzt werden oder sie grenzen sich selbst ab. Im Zusammensein mit dem Therapietier können neue, positive Erfahrungen gemacht werden. Hunde wie auch Pferde gehen wertfrei auf Menschen zu, sind klientenzentriert, empathisch und eindeutig in ihren Rückmeldungen.

Studien zum nicht-tiergestützten Training sozialer Fertigkeiten konnten keinen eindeutigen Therapieerfolg nachweisen (Rao et al. 2008). Vielmehr konnte gezeigt werden, dass Kinder und Jugendliche mit ASS in der Lage sind, sozial erwünschte Verhaltensweisen in spezifischen Situationen zu erlernen, es zeigte sich jedoch kein direkter Zusammenhang mit einer Verbesserung des Kernproblems an sich.

Am hilfreichsten schien noch das Erlernen von Gefühlen und den dazugehörigen nonverbalen Gefühlsäußerungen. Da Hunde und Pferde fast ausschließlich nonverbal kommunizieren, sind sie hervorragende Lehrmeister und Beispiele nonverbaler Kommunikation.

Der motivationale Faktor einer tiergestützten Intervention ist nicht zu unterschätzen. Üblicherweise konfrontieren wir unsere Patienten beim Erlernen neuer Fertigkeiten mit ihren Defiziten („Hier sind Karten mit Gesichtsausdrücken von Menschen, die ein bestimmtes Gefühl zeigen …"). Übliche Therapiematerialien und Methoden der kinder- und jugendpsychotherapeutischen Praxis erreichen diese Patienten meist nicht oder helfen nur begrenzt, einen beziehungsorientierten therapeutischen Prozess aufrecht zu erhalten. Bei der Gestaltung einer für Mensch und Tier wertvollen und angenehmen Interaktion (z.B. Spaziergang, Jagdspiel, Beobachtung grasender und spielender Pferde) ergeben sich spontan und natürlich therapeutisch nutzbare Situationen.

Patienten mit einer ASS zeigen häufig Interesse und Zuneigung für Tiere, und sie sind sehr gut in der Lage, die nonverbale Kommunikation intuitiv zu entschlüsseln und adäquat und einfühlend zu reagieren. Durch diese Ressourcen kann Lernen unterstützt und vereinfacht werden. Über den Beziehungswunsch zum Tier können auch Patienten mit ASS eine Beziehung zum Therapeuten aufbauen und halten.

Eine besondere Herausforderung stellt die Übertragung dessen, was im Umgang mit dem Therapietier gelernt wurde, in die Schule oder ins Zuhause dar. Therapeuten sollten keine Gelegenheit auslassen, während der Tiergestützten Therapie Brücken in die Mensch-Mensch-Interaktion zu schlagen, indem Überträge in den Alltag des Patienten hergestellt werden.

FALLBEISPIEL

Paul, 17 Jahre: Paul kam zu mir, nachdem er seine Ausbildung an einem geschützten Arbeitsplatz wegen einer körperlichen Auseinandersetzung mit einem anderen Auszubildenden, bei der dieser verletzt wurde, verloren hat. Seine Diagnosen waren eine ADHS und eine ASS. Die ADHS zeigte sich vor allem in einer gesteigerten Impulsivität, die ASS war häufig Auslöser für Konflikte aufgrund von Fehlinterpretationen. Paul hatte zu Hause eine Katze und hat den Kontakt zu Tieren sehr genossen und sich deshalb über die Anwesenheit und den Kontakt der Hündin Yoly während der Stunden sehr gefreut. Im Gespräch über meine Hunde habe ich Paul erzählt, dass Windhunde auch oft Probleme haben, von anderen verstanden zu werden und das Verhalten anderer Hunde zu interpretieren. Sie tragen ihre Ohren an den Kopf zurückgelegt, halten ihren Rücken und Schwanz in einer anderen Art und Weise und strahlen so für andere Hunde oft missverständliche Signale aus. Wir haben uns dann in den nächsten Stunden mit Kommunikation unter Hunden beschäftigt, sind mit Yoly nach draußen gegangen und haben geschaut, wie Yoly auf andere Hunde reagiert, wie Hunde auf sie reagieren und was daraus entsteht. Ich habe dafür Yoly gewählt, weil Yoly unheimlich gerne Kontakt zu anderen Hunden hätte, allen gegenüber höflich ist und richtig traurig wirkt, wenn sie abgelehnt wird. Hier hatten wir viele Möglichkeiten, das Gesehene in Pauls Leben zu übertragen. Das gemeinsame Beobachten und das distanzierte Herangehen an eine potentiell konflikthafte Situation hat in Pauls Verhalten bewirkt, dass er mit viel mehr Ruhe auch an zwischenmenschliche Interaktionen herangehen konnte. Im weiteren Verlauf der Therapie hat sich gezeigt, dass die pure Anwesenheit eines Hundes, die Begrüßung zu Beginn und dann die Möglichkeit, den Hund zu beobachten, ausreicht, damit sich Paul besser regulieren kann, wenn das Thema der Therapie gerade schwierig ist. Z. B. sagt Paul dann ganz abrupt „Oh schauen Sie mal, wie sie da liegt, jööö!" – dann gibt es eine kurze Pause, danach geht es weiter im Thema.

FALLBEISPIEL

Reto war zum Zeitpunkt der Erstvorstellung knapp fünf Jahre alt, jüngerer von zwei Brüdern, erschien im Kindergarten als sehr intelligenter, lernbegieriger Schüler, der alles perfekt machen wollte. Beim Basteln fiel eine feinmotorische Schwäche auf, die Reto genaues Arbeiten erschwerte. Er wurde durch einen kleinen Misserfolg so frustriert, dass er zu Hause nur noch weinte und sogar drohte, sich umzubringen. Eine kinderpsychiatrische Abklärung ergab eine depressive Episode mit massiven Ängsten und eine ADHS, die schon früher vom Kinderarzt diagnostiziert worden war. Reto hatte ein großes Bedürfnis nach körperlicher und geistiger Aktivität.
Das Angebot in der Therapie-Praxis sagte ihm wenig zu, er interessierte sich mehr für Natur, speziell Tiere, sodass sich ein Versuch mit pferdegestützter Therapie aufdrängte: Reto, nun knapp sechsjährig, war hin- und hergerissen zwi-

schen großem Interesse am Therapiepferd Bergthor und großen Ängsten, u.a. auch Trennungsängsten in Bezug auf die Mutter.
Reto ist (bis heute) ein genialer Beobachter. Seine Angst hinderte ihn damals aber, direkt ans Pferd zu gehen. Er lernte es also vorerst nur visuell kennen: Entdeckungsreisen mit den Augen führten ihn zu vielen Details, die er fotografieren wollte. Er war anfangs fast mutistisch und sprach kaum. In der darauffolgenden Stunde brachte er unaufgefordert ein großes Plakat mit dem selbst gezeichneten Bergthor mit, worauf wir die einzelnen Fotos auf das Plakat klebten. Hier zeigte sich Retos gute Orientierungsfähigkeit am Körper des Pferdes (Abb. 3.8).

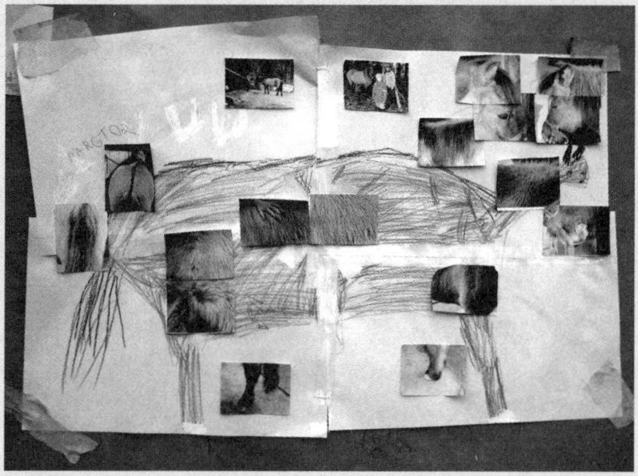

Abb. 3.8: Retos Plakat

Die Angst vor dessen Kopf und Beinen blieb weiterhin bestehen. Mit der Zeit wagte Reto, mit der Hand vor den Nüstern den warmen Atem des Pferdes zu spüren (Abb. 3.9). Kurze Berührungen an Hals und Kopf folgten. Mit der Therapeutin zusammen konnte er Bergthors Bauch schaukeln, was dieser sehr genoss. Gemeinsames Führen auf kurzen Spaziergängen folgte – Reto lief dabei immer mit viel Abstand zum Pferd.
In der achten Therapieeinheit wünschte Reto erstmals, auf dem Pferd zu sitzen. Einmal oben zeigte er kaum noch Angst. Gleichbleibende Abläufe gaben ihm Sicherheit: Er ließ keine Veränderungen zu, lehnte andere Sitzpositionen ab und wollte keine andere Decke ausprobieren. Das Abschiedsritual mit dem Füttern des Pferdes war ihm wichtig. Beim Vorbereiten des Futters zeigten sich aber große Empfindlichkeiten. Reto reagierte übersensibel auf Gerüche und

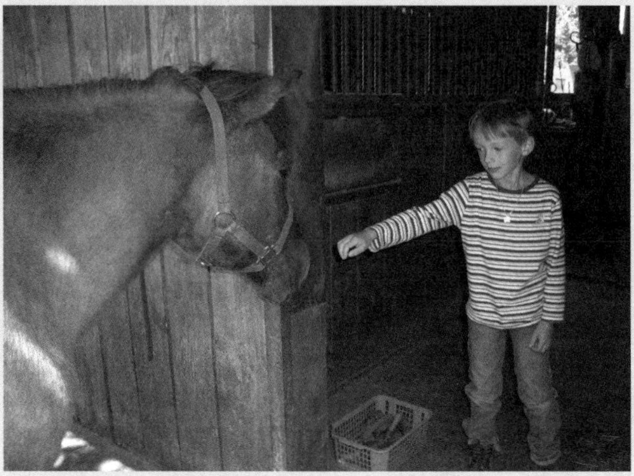

Abb. 3.9: Reto begrüßt Bergthor

Schmutz, z.B. wich er jeder Pfütze beim Gehen weiträumig aus. Erst ab der neunten Stunde begann Reto mit einer eigens für ihn gekauften, ganz sauberen Bürste selber Bergthor zu bürsten. Sein besonderes Interesse galt aber von Anfang an dem Hufeauskratzen, wobei er jedoch noch nicht mithelfen wollte. Die Mutter war aufgrund von Retos Trennungsängsten in den bisherigen Stunden dabei. Mit Versteckspielen im Wald gelang es, etwas mehr Distanz zur Mutter zu schaffen, sodass die Therapeutin auch zehn Minuten alleine mit Reto und dem Pferd sein konnte. Später ließ Reto die Mutter nach Hause gehen. Dann wünschte er, auf Bergthor zu sich nach Hause zu reiten, wo er jedes Mal eine Karotte aus der Küche für das Pferd holte. Einmal zeigte er stolz ein Steckenpferd mit Namen Bergthor, das er im Kindergarten gemacht hatte. Manchmal brachte er ein kleines Geschenk mit, z.B. eine Zeichnung von Bergthor und einmal ein winziges, selbstgenähtes Kissen. Eine Beziehung zum Pferd und zur Therapeutin war entstanden (Abb. 3.10).

Nach 34 Therapieeinheiten musste der fast dreißigjährige Bergthor während einer schweren Kolik eingeschläfert werden. Die folgende Stunde verbrachte die Therapeutin mit Reto in der Praxis mit Trauerarbeit. Reto verzierte ein Hufeisen von Bergthor, das er stolz mit nach Hause nahm und lange in seinem Zimmer aufgehängt hatte. Er konnte ausdrücken, dass er traurig war und Bergthor vermisste. Er sprach auch viel später immer wieder von ihm.

Da Reto gerne weiter zur pferdegestützten Therapie kommen wollte, lernte er nun Assa genauer kennen. Nochmals wollte er ein Plakat mit Fotos machen.

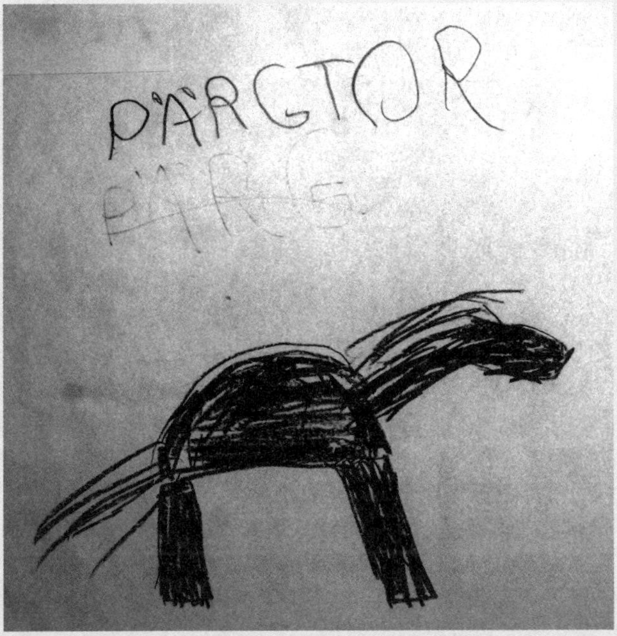

Abb. 3.10: Retos Zeichnung

Bei Assa war Reto von Anfang an viel mutiger und ließ mehr Körperkontakt zu. Er half beim Putzen und Vorbereiten, betastete das Fell und sogar die Hufe. Er sammelte die herausgebürsteten Haare, um sie am Schluss der Mutter zu zeigen. Mit der gewohnten Ausrüstung wollte er schon bald in den Wald reiten oder im Auslauf Parcours bauen. Er wurde viel kommunikativer und erzählte von seinen Interessen, die er mit Gleichaltrigen nicht teilen konnte. In Anwesenheit der Mutter wurde Reto jeweils wieder stumm.

Nach einer Pause von einigen Monaten kam Reto auf eigenen Wunsch wieder zu Assa. Er besuchte nun die zweite Klasse, was ihn viel Energie kostete. Retos erneute Ängste zu Beginn wurden wieder mit stufenweiser Konfrontation angegangen. Dazu wurde eine „Angsthierarchie" erstellt, wie in Kap. 3.9.1 beschrieben.

Auf einem Pferdeschema malte Reto die Körperteile, vor denen er die größte Angst hatte, rot an (Kopf und Hufe), orange bedeutete weniger Angst (Hals, Brust, Vorhand, Hinterhand ohne Hufe), im grünen Bereich waren Rücken und Bauch. Auf dem einem Bild war zusätzlich der Schweif rot bezeichnet, was mit den Insekten zusammenhing, die Assa mit dem Schweif abwehrte, was Reto ängstigte. In den folgenden Stunden war immer weniger rot und am Schluss war fast das ganze Pferdchen grün ausgemalt. Reto konnte so selber beobachten, wie die Angst immer kleiner wurde, weil er die Angst ausgehalten hatte und nicht vom Pferd weggelaufen war. Kontakt und Beziehung zu Assa waren deutlich besser geworden, obwohl die Angst nie ganz weg war (Abb. 3.11).

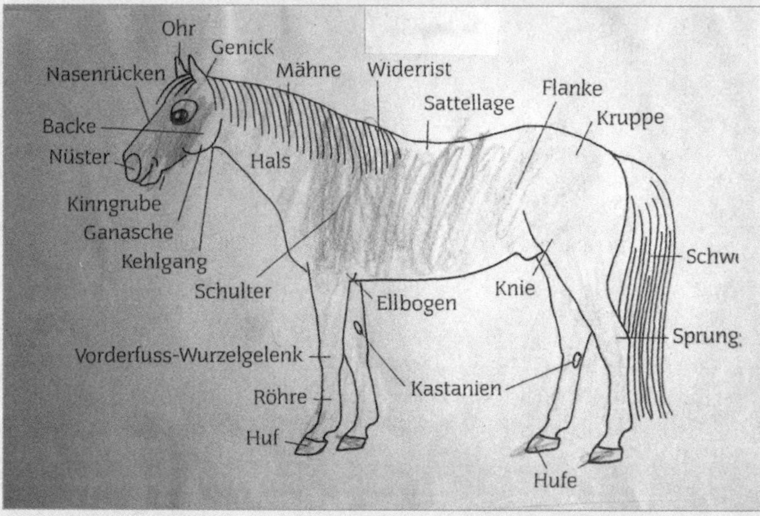

Abb. 3.11: Pferdeschema

Es kam zu einer dritten Therapiephase, als Reto elf Jahre alt war. In der Zwischenzeit waren große Probleme mit der Schule aufgetreten. Reto verweigerte über Wochen den Schulbesuch, zog sich stark zurück und begann, sich selbst zu verletzen. Wegen der stark depressiven Symptomatik musste er vier Monate stationär behandelt werden. Die Reintegration in seine frühere Klasse gelang nach dem Austritt jedoch gut und Reto kam wieder regelmäßig zur Therapie in die Praxis. Die Pferde besuchte er sporadisch und interessierte sich sehr für die elfjährige Raena, die als Therapiepferd neu hinzugekommen war. Er zeigte nun keinerlei Ängste mehr beim Kontakt, dem Vorbereiten, Führen und bei der Freiarbeit. Reiten konnte er sich aber nicht mehr vorstellen: In den Sommerferien mit der Familie in Canada war er vom Pferd gefallen (Abb. 3.12).
Ein Jahr später gelang Reto der Übertritt als integrierter Sonderschüler in die siebte Klasse der öffentlichen Schule, wo er auf einfühlsame Lehrpersonen traf, die ihn mit seinen besonderen Bedürfnissen gut betreuen konnten. Die Integration in die Klasse gelang besser, obwohl Reto – wie schon immer – eher am

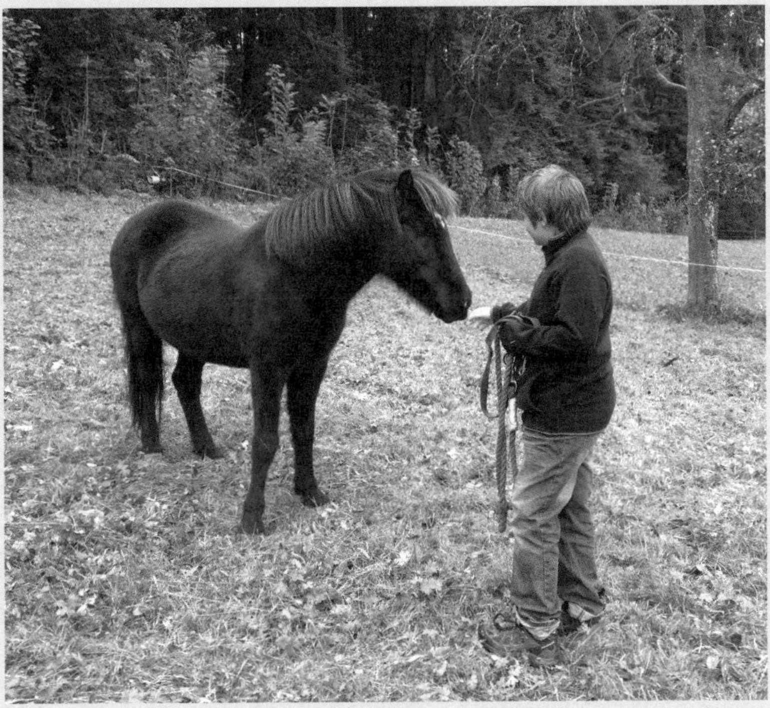

Abb. 3.12: Reto begrüßt Raena auf der Weide

Rande mitlief. Zusammen mit seinem langjährigen Freund hatte er aber beschlossen, die Schule noch zu „genießen". Im Laufe der neunten Klasse reifte sein Entschluss, sich auf das Gymnasium vorzubereiten.

3.9.6 Bindungsstörungen

Die frühkindlichen Bindungserfahrungen (Kap. 2.6) wirken sich auf die gesamte spätere Entwicklung aus.

„Eine sichere Bindung ist der beste Prädiktor für eine gelingende soziale, emotionale und kognitive Entwicklung" (Julius et al. 2017, 141).

Kinder mit unsicheren oder desorganisierten Bindungsmustern fallen durch eine Vielzahl von Symptomen im sozialen, emotionalen und kognitiven

Bereich auf. Sie verfügen über geringere Sozialkompetenzen und weniger effektive Konfliktlösungsstrategien, während sicher gebundene Kinder optimistischer in ihrer sozialen Wahrnehmung sind. Unsicher und desorganisiert gebundene Kinder weisen oft zusätzliche Wahrnehmungs- und Lernstörungen auf, weil sie unter chronischem Stress stehend keine Kapazität für Explorationsverhalten und Lernen haben. Ein sicher gebundenes Kind hat ein höheres Selbstwertgefühl, ein positives Selbstkonzept, verfügt über effektive Emotionsregulationsstrategien sowie über soziale Kompetenzen. Eine unsichere Bindungsqualität steht oft im Zusammenhang mit einer erhöhten Vulnerabilität für psychische Störungen. Kinder mit desorganisiertem Bindungsmuster haben in ihrer Lebensgeschichte Verlust, Verwahrlosung, psychische und physische Misshandlung oder sexuelle Ausbeutung erlebt. Die psychische Abwehr von traumatischen Reizen kann sich in Form von Dissoziation zeigen, die durch veränderte Bewusstseinszustände charakterisiert ist. Traumabezogene Informationen werden dabei in einem abgetrennten System, und nicht im normalen Gedächtnis, gespeichert und können durch Hinweisreize leicht aktiviert werden und zu Retraumatisierungen führen.

Die betroffenen Kinder und Jugendlichen versuchen, ihre Umgebung zu kontrollieren, um nicht von den Bindungsfiguren kontrolliert zu werden (Schwaiger 2016).

Die wichtigsten Ergebnisse aus der aktuellen Bindungsforschung haben wir schon in Kap. 1.2 beschrieben. Unsicher und desorganisiert gebundene Kinder übertragen ihren Bindungsstil auch auf Lehrpersonen und Therapeuten, deshalb ist es äußerst zeitaufwändig und schwierig, unsicher gebundenen Kindern im klassisch therapeutischen Setting alternative Beziehungserfahrungen zu vermitteln.

Tiergestützte Interventionen stellen dagegen einen vielversprechenden Ansatz dar, da in den Beziehungen zu Tieren auch unsicher oder desorganisiert gebundene Kinder eine sichere Bindung zu Tieren aufbauen können. Weil sie ihre bisherigen Bindungserfahrungen nicht auf das Therapiebegleittier übertragen, werden die primären Bindungs- und Fürsorgestrategien beim Kind aktiviert. Julius et al. (2017) postulieren, dass Interaktionen zwischen Kindern und Pferden mit neurobiologischen Veränderungen einhergehen (Oxytocin-System), durch die Vertrauen und Empathie gefördert und soziale Ängstlichkeit reduziert werden. Diese „Priming-Effekte“ helfen v. a. unsicher und desorganisiert gebundenen Kindern, sich für sichere Bindungserfahrungen zu öffnen, was Therapeuten und Lehrern in viel kürzerer Zeit ermöglicht, eine sichere, bindungsartige Beziehung zum Kind aufzubauen. Die Qualität der Therapeut-Kind-Beziehung scheint der wichtigste Prädiktor für den Erfolg therapeutischer oder pädagogischer Interventionen zu sein (Julius et al. 2017).

FALLBEISPIEL

Svenja, zehn Jahre: Svenja kam nach einer tagesklinischen Behandlung zur tiergestützten Psychotherapie. Sie hatte im Zusammenhang mit einer psychischen Erkrankung der Kindsmutter die Diagnose einer Bindungsstörung erhalten, lebte aber zum Zeitpunkt der Behandlung bei ihrer Mutter. Sie zeigte sich sehr wechselhaft in ihrem Kontakt- und Beziehungsverhalten und hatte in der Schule große Probleme, Freunde zu finden. Zuhause gab es in Anforderungssituationen häufig Konflikte und zum Teil eine Rollenumkehr.

In der Therapie wurde immer der gleiche Hund, Yoly, einbezogen, die sehr kontaktsuchend ist und Zuwendung besonders genießt. Yoly hat ein starkes Bedürfnis zu spiegeln und schafft dadurch eine große Bezogenheit zu den Patienten (Priming durch Synchronisation, Kap. 1.3.2). Der Kontakt zu Yoly hatte eine sehr beruhigende und stabilisierende Wirkung. Letztendlich waren aber die familiären Konflikte so nicht lösbar und Svenja wurde fremdplatziert und ist nur noch an den Wochenenden und in den Ferien bei ihrer Mutter, was den Kontakt deutlich verbessert hat.

FALLBEISPIEL

Nina, neun Jahre: Nina wurde von der Pflegefamilie, wo sie aufwächst, zur pferdegestützten Psychotherapie überwiesen, da sie sich sehr für Tiere interessierte und gerne „Reiten" wollte. Zuvor wurde eine „Lernbehinderung mit auditiv-serieller Merkfähigkeitsschwäche und visuomotorischer Schwäche", sowie „sozio-emotionale Verhaltensauffälligkeiten mit fehlender Empathie und Theory of mind" (nach ICD-10 Bindungsstörung mit Enthemmung) diagnostiziert.

Nina ist ein fröhliches, neugieriges Mädchen, das in der Schule als verträumt, unordentlich, vergesslich, ablenkbar und feinmotorisch ungeschickt beschrieben wird. Im sozialen Bereich hat sie ebenfalls Schwierigkeiten, sie sucht nach Freundschaften, kommt aber nicht gut an, da sie Probleme mit Nähe und Distanz hat und die anderen Kinder kontrollieren und dominieren will.

Nina soll ihre Stärken im praktischen Bereich einsetzen und weiterentwickeln können, deshalb eignet sich die pferdegestützte Intervention als ganzheitlicher Therapieansatz, bei dem sämtliche Sinne angesprochen werden, besonders gut für sie. Beziehungs-/Interaktionsverhalten, sowie Konzentration und Ausdauer sollten in der Therapie gezielt gefördert werden. Folgende Therapieziele wurden mit Nina und den Pflegeeltern für die pferdegestützte Therapie geplant:

- Aufbau einer sicheren Beziehung zum Pferd
- Förderung von Interaktionsverhalten mit einem Beziehungspartner
- Förderung von Konzentration und Ausdauer

Im Kontakt mit dem Pferd konnte Nina emotionale Bedürfnisse, z. B. nach Körperkontakt, befriedigen. In jeder Stunde konnte sie sich mehrfach dem Pferd – geführt oder freistehend – zuwenden, es streicheln, umarmen, mit ihm schmusen. Zunächst geschah dies vom Boden, bald aber auch vom Pferderücken aus, indem Nina vorwärts oder rückwärts mit geschlossenen Augen und hängenden Armen und Beinen auf Assas Rücken liegen konnte oder auf ihr sitzend ihren Rücken bürstete. Die Therapeutin hielt sich dabei sehr zurück, um Nina die Nähe zum Pferd ungestört spüren zu lassen und Freiraum für Exploration zu geben. Anfangs- und Schlussrituale dienten der Festigung der Beziehung. Nina lernte verschiedene Möglichkeiten kennen, dem Pferd etwas „zurückzugeben“ (Fürsorgeverhalten), indem sie Techniken kennenlernte, wie man ein Pferd belohnen kann (Streicheln, Massage, verbales Lob, Futter geben am Schluss).

Die Reaktionen des Pferdes auf eigene Verhaltensweisen wahrzunehmen, war ein weiteres Feinziel. Nina lernte, Assa bei der Begrüßung genau zu beobachten und versuchte, anhand von Assas Körpersprache, zu beurteilen, welche Berührungen ihr gefielen und welche weniger. Später kam die Aufgabe dazu, auch beim Führen und geführten Reiten auf Assas Reaktionen zu achten.

Zu Beginn war es nur kurzzeitig möglich, Ninas Konzentration bei einer Aufgabe zu behalten. Mit dem Führen am Führseil war sie sprichwörtlich an Assa gebunden und übernahm dabei die Verantwortung, das Seil nicht loszulassen. Schweifte sie ab, kam umgehend die Rückmeldung des Pferdes, indem es die Pylonen umstieß oder nach Gras schnappte. Beim geführten Reiten wurde der Fokus auf das Gefühl des „Getragenwerdens“ gelegt und darauf, dabei die Kontrolle an das Pferd abzugeben, was für Nina eine Herausforderung war. Aus der Entspannung heraus gelang ihr dies immer besser.

Für Nina war Assa, das Therapiepferd, der wichtigste Bezugspunkt als konstanter Beziehungspartner. Ein Wechsel der Therapeutin nach sechs Monaten war deshalb für sie überhaupt kein Problem.

3.9.7 Traumafolgestörungen

EXKURS

Sexueller Missbrauch in der Kindheit:
Für einige Kinder waren Haustiere die wichtigste supportive Quelle. Kinder die eine starke Bindung an ihr Haustier hatten, litten als Erwachsene weniger unter dem Missbrauch als Kinder mit einer weniger starken Bindung an ihr Haustier (Barker 1999).

In der Behandlung von Traumafolgestörungen hat sich in den 2000er Jahren eine wichtige Veränderung etabliert. Während früher oft nicht über das Trauma gesprochen wurde (um Retraumatisierungen zu vermeiden), zeigt sich heute anhand vieler Studien, dass Exposition (im Rahmen einer Narrativen Expositionstherapie, einer traumafokussierten kognitiv-behavioralen Therapie oder auch von Eye Movement Desensitization and Reprocessing, EMDR) die besten Erfolge zur Verminderung der Traumasymptomatik zeigt. „Trauma First“ ist die neue Leitlinie. Wieviel Stabilisierung und Vorbereitung des Patienten vor der Exposition durchgeführt wird, variiert je nach Verfahren.

Vorgehen im Rahmen einer Traumatherapie:

- vor der eigentlichen Traumatherapie: Herstellen eines sicheren Umfelds (keine neuen Traumatisierungen, kein Täterkontakt), Diagnostik, Beziehungsaufbau
- Psychoedukation
- Stabilisierung
- Traumabearbeitung im Rahmen einer Traumakonfrontation (z. B. durch Exposition, ein Narrativ)
- Integration des Traumas (Einordnen des Traumas in die Biografie, Entwicklung von Zukunftsperspektiven, Reifeprozesse) und Neuorientierung

EXKURS

Narrative Expositionstherapie für Kinder (KID-NET)
Die KID-NET bietet vor allem für mehrfach traumatisierte Kinder Vorteile. Sie kann etwa ab dem Alter von sechs Jahren eingesetzt werden. Nach einer Diagnostik und Psychoedukation wird in einer Sitzung eine „Lifeline“ er-

stellt: Ein Seil stellt symbolisch das bisherige Leben dar und wird auf dem Boden ausgelegt – mit einem Seil-Knäuel am Ende für das Leben, das noch vor einem liegt. An dieses Seil werden bedeutende Lebensereignisse in Form von Symbolen gelegt: z. B. Blumen für schöne, freudige Ereignisse, Steine für belastende, traumatisierende Ereignisse. Daneben gibt es noch Stöcke, für Ereignisse, die eventuell anderen geschadet haben, und Kerzen für Verluste. Zu den Symbolen werden Kärtchen gelegt mit einer Überschrift, der Jahreszahl oder dem Alter des Kindes und dem Ort des Geschehens. In den folgenden Sitzungen werden alle Kärtchen chronologisch durchgearbeitet, mit einem besonderen Augenmerk auf den Steinen. Wichtig ist, dass beim Besprechen eines Steines möglichst viele Kontextinformationen gesammelt werden, um ein Wiedererleben des Gefühls und eine Reorganisation im Gehirn zu ermöglichen. Zu Beginn der Sitzung wird jeweils der Aufschrieb der letzten Sitzung vorgelesen und eventuell ergänzt, dann wird mit dem nächsten Kärtchen weitergearbeitet. Die Wirksamkeit dieser Traumatherapie wurde unter anderem in einer Studie in Deutschland an Flüchtlingskindern zwischen sieben und sechzehn Jahren überprüft (Ruf et al. 2010).

Durch eine traumazentrierte Therapie werden traumabezogene Symptome und deren Auswirkungen im Alltag vermindert. Bei komplextraumatisierten Patienten sind zusätzlich der Aufbau von Regulationsmöglichkeiten und ein Einbezug des Systems notwendig, um eine nachhaltige Verbesserung zu ermöglichen.

FALLBEISPIEL

Peter, elf Jahre: Peter kam zur kinder- und jugendpsychiatrischen Diagnostik und Behandlung, weil er wegen häufigen körperlich gelösten Konflikten aus der Schule ausgeschlossen wurde. Von dort wurde der Verdacht auf eine ADHS bzw. eine hyperkinetischen Störung des Sozialverhaltens gestellt. In der ersten diagnostischen Stunde war die Hündin Enya anwesend, und Peter war sehr an ihr interessiert. Ich habe von Enya erzählt und auch von dem Unfug, den sie gemacht hat, als sie noch sehr jung war. So hat sie zum Beispiel eine Brille, die auf der Sofalehne lag, innerhalb von zwei Minuten bis zur Unkenntlichkeit zerstört, ebenso ist sie mit einem liegengelassenen Handy umgegangen, das sie allerdings nach einem Probebiss (der das Gerät schon zerstört hat) nicht weiter bearbeitet hat. Peter hörte mit schreckensgeweiteten Augen zu und sagte, dass ich sie sicher geschlagen habe, wenn sie so etwas gemacht hat. Ich habe ihm geantwortet, dass ich sie nie geschlagen, aber daraus gelernt habe, dass ich besser aufpassen muss. Ich habe ihn dann gefragt, ob er schon einmal geschlagen wurde. Daraufhin berichtete er von mehreren körperlichen Übergriffen durch die Kindsmutter bis zum Alter von acht Jahren. Enya war in jeder weiteren Stunde anwesend und der Kontakt für Peter sehr wichtig. In den ersten Stunden hat er ihr immer Leckerli mitgebracht. Wir haben dann nach Abschluss der Diagnostik die traumatischen Erlebnisse mittels KID-NET (Narrative Expositionstherapie für Kinder) bearbeitet. Im Anschluss haben wir mit schematherapeutischen Techniken gearbeitet und eine Modusskizze erarbeitet und jedem Gefühl ein Tier zugeordnet. In einem Stuhldialog wurden die Gefühle erforscht und herausgefunden, wo sie herkommen, was sie für eine Aufgabe haben und wann sie nicht so hilfreich sind (Kap. 3.10.6).

FALLBEISPIEL

Mara, neun Jahre: Mara wuchs seit dem Tod ihrer Mutter in einer Pflegefamilie auf. Sie weinte bei geringster Frustration, hatte Angst vor Neuem und dem Alleinsein und konnte ihr gutes kognitives Potential in der Schule nicht mit entsprechenden Leistungen umsetzen, obwohl sie sozial gut integriert war.
Die erste Stunde fand nach einem ungewöhnlich starken Schneefall Anfang März in der winterlichen Landschaft statt. Mara blieb in der freien Begegnung mit dem Therapiepferd Ljufa zunächst ängstlich in der Beobachterposition, nahm aber Ljufas lebhaftes Ohrenspiel interessiert wahr. Dann stand sie ganz ruhig neben dem Pferd und ließ sich überall beschnuppern. Während des Vorbereitens und Putzens des Pferdes nahm sie die verschiedenen Körperteile und Qualitäten des Fells, sowie Temperaturunterschiede wahr; am wärmsten fand sie Ljufas Euter.
Einmal erzählte Mara von einem Kälbchen, das auf dem Bauernhof ihrer Pflegeeltern an Durchfall gestorben war (Thema Tod). Zweimal erlebte Mara einen Notfall: Ljufa hatte eine Krampfkolik und musste langsam geführt werden, bis der Tierarzt kam. Ein anderes Mal wurde sie Zeugin, wie ein Pferd auf einem Nachbarhof aus einer Bisswunde stark blutete. Mara war beide Male sehr be-

eindruckt, aber schien sich neben der Therapeutin und Ljufa sicher zu fühlen (Beziehungsaufbau, Sicherheitsgefühl und Stabilisierung).
Als Ljufa ungeduldig scharrte, weil sie warten musste, erzählte Mara, dass sie jeweils an der Hand ihrer Mutter ungeduldig gezogen hatte, wenn diese auf der Straße mit jemandem sprach (Identifikation mit dem Pferd).
In einer späteren Phase wurde Maras traumatische Lebensgeschichte in der Praxis zur Integration des Traumas in die Biographie thematisiert. In den alternierenden Stunden mit dem Therapiepferd führte die Therapeutin mit Mara Achtsamkeitsübungen durch, um sie im Hier und Jetzt zu verankern (auch wenn Mara keine sichtbare Dissoziation zeigte), z.B. Atmung im Rhythmus von Ljufas Schritt, oder „Reise durch deinen Körper". Es folgten Assoziationsübungen wie „Ritt in der Nacht", „Schneesturm", „Frühlingsritt", „Heißer Sommertag". Dabei konnte Mara die Situationen mit allen Wahrnehmungsmodalitäten bewusst fühlen. Die Übung „Sicherer Ort" diente zur Stabilisierung in Krisenzeiten.

„Pferde laden zur Achtsamkeit ein, weil positive, intensive Erlebnisse mit dem Pferd die Körperwahrnehmung verbessern und das aktuelle, bewusste Erleben im ‚Hier und Jetzt' fördern" (Lepthien et al. 2013, 165).

Neben Reitstunden auf einem Reiterhof wollte Mara weiterhin in größeren Abständen zu Ljufa kommen. Sie konnte sie nach einer Phase mit Handpferdereiten von der Therapeutin begleitet im Gelände frei in allen Gangarten reiten, am liebsten ohne Sattel! Mara entwickelte sich positiv, zeigte bessere Schulleistungen und pflegte ihre Freundschaften und Hobbies. Der Abschluss dieser mehrjährigen Therapie war für Mara schmerzhaft, weil sie zu Ljufa und auch zur Therapeutin eine enge Bindung aufgebaut hatte.

3.9.8 Ausscheidungsstörungen

Einnässen

Beim Einnässen gilt folgendes gestuftes Vorgehen in der Therapie:

- Psychoedukation von Patient und Eltern
- Bestandsaufnahme (Sonne/Wolken-Kalender)
- Protokoll der Toilettengänge über den Tag

Durch Psychoedukation und Bestandsaufnahme zeigt sich bereits eine Symptomfreiheit bei etwa einem Viertel der Patienten.

Einkoten

Bei der Behandlung des Einkotens hat sich folgendes Vorgehen bewährt:

- abklären, ob eine Obstipation vorliegt (wenn eine Obstipation vorliegt, wird diese zuerst behandelt)
- regelmäßige Toilettengänge und genug Zeit für den Toilettengang (feste Zeiten)

Mehrwert des Hundes bei Ausscheidungsstörungen

- Therapiemotivation
- Unterstützung bei der Emotionsregulation
- Unterstützung in Bezug auf Selbstwert
- Umgang mit Ausscheidungen

FALLBEISPIEL

Laurin, acht Jahre: Laurin kam wegen Einnässens mehrmals am Tag und in der Nacht zur kinder- und jugendpsychiatrischen Behandlung. Im Gespräch über die Situationen, in denen das Einnässen auftrat, zeigte sich, dass es vor allem auf dem Sofa im Wohnzimmer passierte, wenn Laurin beim Fernsehen war oder auf dem Tablet Spiele spielte. Seine Mutter war meist in der Nähe und war schon geschult im Erkennen von „Warnzeichen". Sie sagte ihm dann jeweils: „Laurin, du musst doch zur Toilette. Geh jetzt bitte." Laurin erwiderte dann höchst gereizt: „Ich muss gar nicht!", und etwa zehn Minuten später war es dann schon zu spät. Diese Wiederholung der Situationen frustrierte vor allem die Mutter, während Laurin stoisch daneben saß, ohne eine Gefühlsregung zu zeigen. Mich erinnerte dieses Verhalten an meine Hündin Yoly, die oft nur indirekt anzeigt, wenn sie Pipi machen muss. In der nächsten Stunde habe ich mit Laurin und Yoly einen Spaziergang gemacht, damit sie sich erleichtern kann. Ich habe Laurin von Yoly erzählt, wie man sieht, wann sie Pipi machen muss und wie schwer es ihr dann fällt, in einer fremden Umgebung zu pinkeln.

Sie hat sich dann fünfzig Minuten Zeit gelassen, bis sie den perfekten Ort gefunden hat, und Laurin war schon einigermaßen genervt und dann höchst erfreut, als es geklappt hat. Laurin sagte, wie schön es doch wäre, wenn man ihr einfach sagen könnte: „Mach jetzt mal Pipi!" Ich habe daraufhin erwidert: „Ich könnte mir vorstellen, dass sich deine Mama das auch manchmal in Bezug auf dich wünscht ..." Da musste Laurin lachen, und wir haben mit Laurin und seiner Mutter besprochen, wie sie ihm so sagen kann, dass er bitte auf Toilette gehen soll, dass er es auch annehmen kann.

3.10 Therapieziele und Interventionen nach Therapierichtung

3.10.1 Verhaltenstherapie

Die Verhaltenstherapie hat sich in „Wellen" weiterentwickelt. Während in der ersten Welle der Verhaltenstherapie lediglich grundlegende Verhaltensprinzipien auf psychische Störungen angewandt wurden, brachte die zweite Welle die Kognitionen ins Spiel und versuchte über die Beseitigung oder Ersetzung problematischer Gedanken Verhaltensveränderungen zu bewirken (Hayes et al. 2004). Die dritte Welle der Verhaltenstherapie geht von einem Kontext von Gedanken und Gefühlen aus. Zu den verhaltenstherapeutischen Therapien der dritten Welle zählen achtsamkeitsbasierte Verfahren, ACT, Schematherapie etc. Auf Basis des SORC-Modells wird das Verhalten in einer einzelnen bestimmten Situation analysiert.

EXKURS

SORC-Modell

S steht für die auslösende (innere oder äußere) Auslöse-Situation.

O steht für Organismus, alles was zur Person gehört, biologische Dispositionen wie auch Gedanken, körperliche/vegetative Reaktionen und Gefühle.

R steht für die Reaktion, also das problematische Verhalten.

C steht für die Konsequenz (Consequence, engl.), das, was auf das Verhalten folgt, und kann sowohl Verstärkung als auch Bestrafung bedeuten und in kurz- und langfristig unterschieden werden.

Durch das SORC-Modell werden Zusammenhänge klarer. Während in der klassischen Verhaltenstherapie eher der Fokus auf der Konsequenz lag, schauen Verfahren wie die Schematherapie besonders auf die Variable „Organismus" (Kap. 3.10.6).

Geht es um den Einsatz eines Therapiebegleittieres im Rahmen der Verhaltenstherapie, wäre es zu kurz gedacht, das Therapiebegleittier als Konsequenz im Sinne eines Belohners einzusetzen, bzw. den Entzug des Hundes als Bestrafung. Ein solcher Einsatz würde nur den Titel „Instrumentalisierung" verdienen.

Schon früh brachte der Psychologe Clark Brickel (1982) lerntheoretische Aspekte in das Thema Mensch-Tier-Beziehung ein. Seine These: Tiere erleichtern die Löschung von unnormalen, sozial abweichenden Verhaltensweisen und tragen auf diese Weise zur Normalisierung des psychischen Zustandes bei. In der Interaktion mit dem Tier folgt unmittelbar auf ein bestimmtes Verhalten des Kindes eine nicht bewertende Reaktion des Tieres.

FALLBEISPIEL

Paul, sechs Jahre: Paul kommt zur Therapie wegen einer ADHS. Stürmisch und laut rufend rennt er auf Enya zu, um sie zu begrüßen. Enya ist diese Begrüßung zu wild, und sie zieht sich auf ihren Ruheplatz zurück (obwohl sie gerade auf dem Weg zur Begrüßung war). Als sich Paul auf das Kissen der Kontaktzone setzt und ruhig wartet, kommt Enya freudig zu ihm, um ihn zu begrüßen und begrüßt zu werden.

Vielmehr geht es darum, durch das Verstehen des Verhaltens eines Tieres – über seine Bedürfnisse und seine Motivation – Interesse beim Patienten zu wecken, welches eine eigene Motivation zur Veränderung ermöglicht. Veränderung wird erst dann möglich, wenn sie sich zugetraut wird und das Ziel erreichbar scheint.

3.10.2 Tiefenpsychologisch fundierte Therapie

Schon Freud hat den Hund als Gefährten geschätzt. Aus den Überlieferungen seiner Tochter Anna geht hervor, dass er die bedingungslose Anmut, Treue und Ergebenheit eines Hundes besonders schätzte. Ebenso, dass den Hunden jegliche Ambivalenz in ihren Beziehungen zu Menschen fehlte.

„Das kleine Kind kennt noch keine arge Kluft zwischen Mensch und Tier, der Hochmut, mit dem sich der Mensch vom Tier absondert, wächst ihm erst später zu" (Freud aus einer Vorlesungsaufzeichnung, zitiert nach Molnar 1994, 213).

Gerd Ganser (2017), Psychotherapeut und Ausbilder beim Wikkegaard-Institut für hundegestützte Psychotherapie (Dänemark), hat seine Erfahrungen und sein Konzept zur Integration von Hunden in die Psychotherapie im Buch „Hundegestützte Psychotherapie" beschrieben. Er geht dabei insbesondere auf die Frage ein, wie Abstimmungsprozesse zwischen Klient und Therapeut initiiert und verstanden werden können, und erläutert, wie der Hund zu einem echten Dritten, einem Subjekt, in der Therapie werden kann.

Baumeister/Kaiser (2017) erklären anhand der Begriffe Übertragung und Gegenübertragung als Unterformen der Projektion die Einbindung des Pferdes in die Psychotherapie. Pferde als Meister der nonverbalen Kommunikation drücken sehr klar ihre innere Befindlichkeit über ihre Körpersprache aus. Sie sind immer im „Hier und Jetzt" und kommunizieren analog, ohne zweideutige Signale oder versteckte Absichten. Sie unterscheiden nicht zwischen Fühlen und Handeln, sie sind authentisch. Dieses ehrliche Feedback kann von Klienten oft besser angenommen werden, als das eines anderen Menschen. Es ist die Aufgabe des Therapeuten, die Rückmeldungen des Pferdes zu erkennen und, wenn nötig, zu übersetzen. Er greift diese Impulse auf und setzt sie so ein, dass es dem Klienten dient.

Innerhalb der therapeutischen und pädagogischen Arbeit finden ständig unbewusste Projektionen statt. In der psychotherapeutischen Arbeit mit dem Pferd können diese in bewusst gestalteten Räumen ermöglicht und thematisiert werden. Auch die Selbstreflexion des Therapeuten auf Projektionen und Übertragungen (Gegenübertragung) ist unerlässlich, möglichst im Rahmen einer Supervision oder Intervision mit Kollegen.

Für ein Pferd kann es unangenehm sein, als Projektionsfläche zu dienen. Daher ist eine sehr gute Therapeut-Pferd-Beziehung notwendig, damit feinste Signale des Pferdes erkannt werden können, um es vor Überforderung zu schützen. Baumeister beschreibt folgende Übung mit Beobachtung eines einzelnen Pferdes oder einer Herde:

- „Was beobachtest du an diesem Pferd?"
- „Welches Pferd spricht dich besonders an und warum?"
- „Welches Pferd findest du weniger sympathisch und warum?"
- „Welches sind die Bedürfnisse von diesem Pferd in diesem Moment?"
- „Wie geht es diesem Pferd?"

Dabei kann oft beobachtet werden, dass Klienten an einem Pferd das sehen, was sie vielleicht

- selbst brauchen oder sich wünschen.
- an sich selbst nicht mögen, unsympathisch finden oder kritisieren.
- selbst empfinden.
- sich selbst nicht erlauben (z. B. ein Pferd grenzt sich mit Warnzeichen von einem anderen ab).

Durch das wertungsfreie Verhaltensmuster von Pferden ist das Auflösen von Projektionen mit dem Klienten einfacher. Projektionen sind in der therapeutischen Arbeit willkommen, weil sie ermöglichen, Schattenanteile und verborgene Konflikte bewusst zu machen und dadurch Veränderung und Entwicklung zu bewirken. Auch dem Therapeuten dient die Selbstreflexion der persönlichen Weiterentwicklung (Baumeister/Kaiser 2017, 109–114).

3.10.3 Systemische Therapie

Der systemische Ansatz hat zu Beginn des 21. Jahrhunderts in der Psychotherapie zunehmend an Bedeutung gewonnen und auch in pferdegestützte Interventionen Einzug gehalten. Kindliches Verhalten und dessen Entwicklung wird in engem Zusammenhang mit den sozialen Beziehungsstrukturen, in denen das Kind aufwächst, gesehen: Familie, Kindergarten und Schule. Auffälligkeiten werden aus dieser Perspektive als funktionale Bestandteile dieser Systeme und deren Beziehungsmuster verstanden.

Das Pferd kann in der Einzelförderung mit dem Kind allein, wie auch in der Arbeit mit Kind und Eltern, eingesetzt werden. Da es meist neutral besetzt ist, bietet es durch seine Eigenschaften und sein Lebensumfeld neue Möglichkeiten in der Therapie.

Informationen über die Familie werden mit dem Auftrag der Eltern vorrangig eingeholt. Erste Hypothesen können vom Therapeuten gebildet werden, worin es um die Erweiterung von Perspektiven und Möglichkeiten sowohl für den Therapeuten als auch für die Familie geht. Eine weitere Voraussetzung ist die Entwicklungsanamnese des Kindes und die Sicht der Eltern über das Problem.

Der Einstieg mit dem Kind kann über eine Gefühlsdifferenzierung zu Beginn der Stunde gemacht werden, z. B. in einer vergleichenden Beobachtung der aktuellen Gefühlslage des Pferdes und der eigenen. Auch der Vergleich von Pferden in der Herde ist möglich, z. B. „Welches Pferd entspricht deiner heutigen Stimmung am besten?" und „Welches verkörpert die Verfassung, in welcher du am Ende der Stunde gerne sein möchtest?" Damit können die Bedürfnisse des Kindes erfasst werden. Informationen über das Familiensystem können ohne deren physische Anwesenheit erfasst und Hypothesen zu deren Beziehungsmuster gebildet werden. Die Antworten auf Fragen wie: „Was glaubst du, würde dein Vater sagen, wenn er dich bei dieser Aufgabe sehen würde?" Oder: „Welches Familienmitglied würdest du gerne mit aufs Pferd nehmen, welches auf keinen Fall?" machen Beziehungen innerhalb der Familie deutlich.

Bei der Arbeit mit Bezugspersonen und Kind am Pferd wird durch Einbezug des „neuen Mitglieds" Pferd das bewährte Beziehungsgefüge in Frage gestellt. Der Umgang mit dem Pferd bietet ein „neutrales" Experimentierfeld, innerhalb dessen oft unbewusste Themen der Familie und Konstellationen sichtbar werden. Die Verteilung der Rollen beim Putzen zeigt etablierte Kommunikationsmuster auf. Das gemeinsame Führen des Pferdes erfordert Absprachen. Im gemeinsamen Setting mit der Familie kann das Kind durch seine Vorerfahrungen die Rolle des „Kompetenten" einnehmen, wodurch sich der Fokus der Eltern erweitert und sich nicht nur auf Defizite, sondern auch auf bisher ungeahnte Stärken richtet. Das gemeinsame Reiten bietet neue Erfahrungsmöglichkeiten von körperlicher Nähe, direkter Wahrnehmung des anderen und der Erfahrung des gemeinsamen Anpassens an die Bewegungen des Pferdes. Wenn dieses Gefühl von gemeinsamer Nähe und Harmonie als solche in den Alltag übertragen werden kann, ist schon viel erreicht (nach Stockhausen 2010a und b).

FALLBEISPIEL

Jana, acht Jahre: In einer gemeinsamen Mutter-Kind-Stunde mit dem Pferd übernimmt die achtjährige Jana die Rolle der Vorzeigenden. Diese Konstellation ist für sie ungewohnt, und sie weiß noch nicht genau, wo ihr Platz ist. Die

Mutter ist dabei sehr interessiert und hilft gleich mit. Jana führt die Hand ihrer Mutter über das ganze Pferd. Sie zeigt ihr, wo besondere Stellen an Raena zu entdecken sind, zeigt ihr auch ganz stolz die großen Gelenke und kann Vergleiche mit ihrem eigenen Körper anstellen. Damit entspannt sie sich und wächst in ihre Rolle hinein. Sie drückt der Mutter eine Bürste in die Hand und bittet sie, ihr beim Bürsten zu helfen, was diese gerne ausführt. Bei der freien Interaktion ist Jana ungewohnt aufgeregt und vergisst, klar mit dem Pferd zu kommunizieren. Nach Hilfestellung durch die Therapeutin kann Jana der Mutter zeigen, wie fein Raena auf ihre Körpersprache reagiert. Die Mutter ist tief beeindruckt über das Können ihrer Tochter und kann ihr das auch zeigen.

3.10.4 Nondirektive Spieltherapie

Als Sigmund Freud in seine Analyse des kleinen Hans Spielzeug einsetzte, war die sog. Spieltherapie erfunden. Die spätere Weiterentwicklung wurde durch die Schulen von Anna Freud und Melanie Klein geprägt, die unterschiedliche Schwerpunkte setzten. Durch die später von Carl R. Rogers entwickelte nicht-direktive Gesprächstherapie erhielt sie neue Impulse. Diese ist auch das therapeutische Ausgangsmodell einer nicht-direktiven Spieltherapie nach Virginia M. Axline (2016). In dieser Form der Kinderpsychotherapie überlässt der Therapeut dem Kind Initiative, Führung und Verantwortung. Die Spieltherapie geht davon aus, dass das Spiel ein natürliches Mittel zur Selbstdarstellung der Kinder ist. Sie können dabei ihre Gefühle und Konflikte „ausspielen“, so wie ein Erwachsener sich über seine Probleme „ausspricht“.

Zur Integration eines Therapiebegleithundes in die nondirektive Spieltherapie hat Frau Prothmann umfangreiche Untersuchungen in ihrem Buch „Tiergestützte Psychotherapie“ zusammengefasst und die Ergebnisse im Rahmen einer Studie veröffentlicht (Prothmann et al. 2006).

In der Leipziger Universitätsklinik für Kinder- und Jugendpsychiatrie und -psychotherapie wurde tiergestützte Psychotherapie im Rahmen einer nondirektiven Spieltherapie mit einem Therapiebegleithund durchgeführt. Die Kinder, die so behandelt wurden, hatten einmal pro Woche eine etwa dreißigminütige Therapiesitzung mit einem Hund in einem spärlich möblierten, etwa dreißig Quadratmeter großen Zimmer, in welchem ebenfalls der Hundeführer und der Therapeut anwesend waren. An Materialien standen verschiedene Spielzeuge des Hundes (Bälle, Seile, Tücher) sowie Decken zum Verstecken und Zudecken, stabile Becher oder Dosen für Versteckspiele aber auch Geräte zur Pflege wie Bürsten, Kamm und Pflegehandschuh zur Verfügung. Jedes Kind erhielt zu Beginn der Therapie ein kleines Beutelchen mit einer bestimmten Menge an Leckerli. Wenn diese aufgebraucht wurden, wurde kein weiteres Futter gereicht. Die Sitzungen wurden aufgezeichnet und anschließend ausgewertet. An einer Evaluationsstudie nahmen einhundert Kinder und Jugendliche zwischen elf und zwanzig Jahren teil. 69 Kinder nahmen an maximal fünf separat durchgeführten und videodokumentierten Therapiesitzungen mit einem geprüften Therapiehund teil, 39 Kinder gehörten zur Kontrollgruppe. Die Messung der Befindlichkeit der Probanden der Kontrollgruppe fand zeitgleich zur tiergestützten Therapie statt. Diese Probanden bewegten sich zwischen den beiden Messzeitpunkten frei auf Station, haben gelesen oder sich unterhalten und hatten keine anderen Therapieverfahren während dieser Zeit. Beobachtet wurde eine Veränderung des Wohlbefindens, gemessen mit der Basler Befindlichkeitsskala. Jeder Patient wurde gebeten, seine aktuelle Stimmungslage mit der Befindlichkeitsskala einzuschätzen. Die Kinder der Kontrollgruppe füllten die Skala ebenfalls im Abstand von dreißig Minuten aus. Es wurden die vier Subskalen Vitalität, Vigilanz, soziale Extraversion und intrapsychisches Gleichgewicht sowie die Gesamtbefindlichkeit erhoben. Es ergaben sich in der Vorher-Nachher-Messung überwiegend hoch signifikante Änderungen: Es zeigte sich ein deutlicher Anstieg aller Messwerte während des Kontaktes mit dem Hund, während diese Effekte bei der Kontrollgruppe ausblieben. Bei 7 von 61 Patienten zeigte sich insgesamt eine Verschlechterung der Befindlichkeit nach der Therapie mit dem Hund. Die Patienten gaben an, sie hätten Mühe mit der Videoaufzeichnung gehabt oder hätten sich gewünscht, draußen mit dem Hund zu spielen. Je besser sich die Patienten schon vor der Therapie fühlten, desto geringer fiel die Änderung während des Therapieverlaufes aus. Es konnte kein Störungsbild gefunden werden, bei dem der Einfluss des Hundes nicht zum Tragen kam.

3.10.5 Bindungsgeleitete Therapie

Frick Tanner/Tanner-Frick (2016) beziehen sich in ihrem Buch „Praxis der tiergestützten Psychotherapie" auf die Objektbeziehungstheorie nach Winnicot, der die frühe Mutter-Kind-Beziehung als dyadische, interfraktionelle Beziehung beschrieb, in der die Mutter mit ihrem Säugling eng verbunden ist. Das Kind ist mit seiner Umwelt, die es als Teil von sich erlebt, völlig verschmolzen. Erst allmählich entwickelt das Kind das Getrenntsein von der Mutter und damit eine eigene Identität.

Das Bindungsverhalten des Kindes löst bei den Eltern ein Fürsorgeverhalten aus, welches das Überleben der Nachkommen sichert. Dieser natürliche mütterliche Instinkt reduziert den Stress des Kindes und geht meist mit Körperkontakt einher. Ein sicher gebundenes Kind lernt allmählich, mit Entsagungen und Frustrationen umzugehen und sich mit der äußeren Realität auseinanderzusetzen (Prozess der Desillusionierung).

Wenn die grundlegenden Erfahrungen mit gemeinsamer Stressregulation mit der Hauptbezugsperson aufgrund deren eigener früherer Erfahrungen misslingen, können sich unsichere Bindungsmuster beim Kind entwickeln. Das kann soweit gehen, dass es seine Umgebung in hilfreich-gute und bedrohlich-ablehnende Personen trennt. Diese fürsorglich oder feindselig kontrollierenden Erlebens- und Verhaltensweisen entsprechen einem desorganisiert-chaotischen Bindungsstil (Frick Tanner/Tanner-Frick 2016).

Reifung und Strukturbildung der Persönlichkeit hängen von der erfolgreichen Bewältigung der verschiedenen Entwicklungsaufgaben ab. Mit jeder Stufe erwirbt das Kind neue Grundkompetenzen. Wenn die Entwicklungsaufgaben unter ungünstigen Bedingungen nicht bewältigt werden können, bleiben Funktionsweisen früherer Entwicklungsstufen vorherrschend und können sich als psychopathologische Auffälligkeiten zeigen.

Mit Tieren kann eine Bindung aufgebaut werden, die vergleichbar ist mit derjenigen zwischen Menschen. Die aktuelle Bindungsforschung geht davon aus, dass in Beziehungen zu Tieren keine Übertragung des eigenen Bindungsstils stattfindet (Unterbrechung des sog. Transmissionszyklus; Julius et al. 2014). Deshalb besteht die Annahme, dass unsicher oder desorganisiert gebundene Kinder soziale Unterstützung durch ein Tier besser annehmen können als durch einen Menschen.

Mit tiergestützter Therapie besteht eine Möglichkeit der Veränderung der kindlichen Bindungsorganisation. Über die Interaktion mit und über eine Beziehung zum Tier mit einer sicheren Bindungsqualität kann den Kindern/Jugendlichen ein sicheres Arbeitsmodell von zwischenmenschlichen Beziehungen vermittelt werden, welches in späteren zwischenmenschlichen Beziehungen aktiviert werden kann. Das Therapiebegleittier dient als Türöffner für bindungsgeleitete Interventionen (Hediger 2012).

Frick Tanner und Tanner-Frick haben aber beobachtet, dass Erfahrungen mit Trennungen und Zurückweisungen in engen Beziehungen im Kontakt mit Tieren aktualisiert werden können (Frick Tanner/Tanner-Frick 2016).

In der Tiergestützten Therapie können Kinder große Nähe zum Therapiebegleittier erleben. Sie fühlen sich von ihm verstanden und geliebt und öffnen sich für Veränderungen. Diese Momente kann der Therapeut nutzen, um Einfluss auf den Klienten zu nehmen und ein sicheres Bindungsmuster aufzubauen. Wenn keine Intervention stattfindet, erfolgt keine Entwicklung in der Therapie (Julius et al. 2014).

3.10.6 Schematherapie

Bei der Schematherapie handelt es sich um eine Ausdifferenzierung der Verhaltenstherapie, mit der quasi alle Störungsbilder behandelt werden können. In der Schematherapie ist der Fokus zunächst auf der Beziehungsgestaltung und den Ressourcen, bevor es an die Schemata, Modi und die Veränderung geht.

Das Modell der emotionalen Grundbedürfnisse lässt sich sehr gut zunächst am Hund erarbeiten. So hat ein Hund – mit Ausnahme der Autonomie – quasi die gleichen emotionalen Grundbedürfnisse wie der Mensch.

Für die Ausarbeitung kann eine große Wandtafel oder ein Blatt Papier genutzt werden, um ein gemeinsames Schaubild zu erarbeiten, das zum einen die Bedürfnisse als Stichpunkte enthält, aber auch mit Zeichnungen von relevanten Tätigkeiten oder Interaktionen des Hundes vervollständigt wird, bei denen die Bedürfnisse gelebt werden. Was passiert beim Hund, wenn ein Bedürfnis zu kurz kommt? Der nächste Schritt ist der Übertrag der Bedürfnisse auf den Patienten und seine persönliche Welt, auch hierfür eignet sich ein Schaubild (Abb. 3.13).

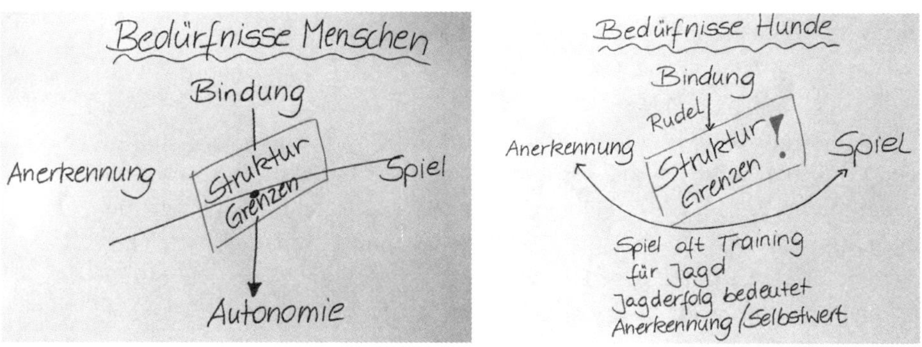

Abb. 3.13: Emotionale Grundbedürfnisse bei Hunden und Menschen

Unter einem Schema versteht man das Zusammenspiel aus Erinnerungen, Gedanken, Gefühlen und Körperreaktionen im Sinne eines erweiterten und komplex konditionierten Reflexes (Loose et al. 2013).

Im nächsten Schritt wird eine Modusskizze erstellt. Die Modusskizze wird gezeichnet und bei jüngeren Kindern wird jedem Modus noch ein Symbol (zum Beispiel eine Tierfigur) zugeordnet. Meist gelingt es schon Grundschulkindern, ihr Verhalten und Erleben mit Modi (Modus = Zustand) zu beschreiben. Man unterscheidet:

- Kindmodi
- Elternmodi
- Bewältigungsmodi

Bei den Bewältigungsmodi werden drei Stile unterschieden:

- Erdulden
- Vermeiden
- Überkompensieren

Hier gibt es wieder Parallelen zum Hund (Freeze, Flight, Fight). Die Idee hinter dem Modusmodell ist, dass es innere oder äußere Auslöser gibt, die emotionale Reaktionen in Gang setzen (tiefere Betrachtung der O-Variable des SORC-Modells, Kap. 3.10.1). Die innere Wahrnehmung der Gefühle führt zum Bewältigungsverhalten (dies kann auch unbewusst passieren). Dies soll dazu dienen, die Gefühle abzuschwächen. Alle Bewältigungsmechanismen werden zunächst als die bisher beste Lösung für den Patienten angesehen und wertgeschätzt, bevor es an die Veränderung geht.

Ziel der Schematherapie ist es, nach dem Verständnis der Modi und Schemata, diese durch das Erlernen neuer Handlungsalternativen zu verändern. Hier hat besonders der verletzbare Anteil (der Bescheid sagt, wenn ein Bedürfnis verletzt wird) eine Sonderstellung. Ebenso ist der „Clevermodus" als Ideengeber wichtig, der zugleich auch auf die Bedürfnisse schaut. Weitere Möglichkeiten zur Veränderung sind Stuhldialoge und Imaginationen. Fertigkeitentraining (wie man es aus der Verhaltenstherapie kennt) eröffnet in einer späteren Therapiephase noch einmal ein breites Feld für den Einsatz eines Therapiebegleittieres.

3.10.7 Dialektisch-behaviorale Therapie (DBT)

Die DBT ist ein von Marsha Linehan entwickeltes, ursprünglich als rein ambulant gedachtes verhaltenstherapeutisch basiertes Therapieprogramm zur Behandlung von Erwachsenen mit der Diagnose einer emotional-instabilen Persönlichkeitsstörung vom Borderline-Typ. Es umfasst verschiedene Fertigkeitentrainings (Stresstoleranz, Umgang mit Gefühlen, Zwischenmenschliche Fertigkeiten und Achtsamkeit). Die Therapie besteht aus einer Einzelpsychotherapie in Kombination mit einem Skillstraining in der Gruppe.

Neben der ursprünglichen DBT gibt es mittlerweile Anpassungen für traumatisierte Patienten, Suchtpatienten, essgestörte, forensische und jugendliche Patienten. Es gibt neben den ambulanten Angeboten auch verschiedene stationäre Programme, die häufig mit einer stationären Behandlungsdauer von zwölf Wochen einhergehen und im Idealfall in eine ambulante DBT-Einzeltherapie übergehen.

In der DBT steht die Balance der Dialektik von Akzeptanz und Veränderung im Mittelpunkt der therapeutischen Bemühungen. Achtsamkeit gilt hier als Kernkompetenz, die ein stabiles Fundament bildet, auf dessen Grundlage Stresstoleranz, bewusster Umgang mit Gefühlen und zwischenmenschliche Fertigkeiten entwickelt werden können. Indem Klienten eine nicht-wertende, bewusste Wahrnehmung des gegenwärtigen Augenblickes entwickeln, können sie ihre Gefühle besser beobachten und benennen, ohne impulsiv auf sie zu reagieren. Dadurch nimmt ihre Toleranz gegenüber belastenden Gefühlen zu und ihre Fähigkeit zum bewussten Umgang mit Gefühlen verbessert sich. Auch der Umgang mit anderen Menschen, deren Gefühle ebenfalls nicht-wertend wahrgenommen und benannt werden, wird einfacher.

Die dialektisch-behaviorale Therapie (Kap. 2.3 und Kap. 3.9.3) bietet verschiedene Möglichkeiten ein Therapiebegleittier in die Behandlung von Jugendlichen mit Schwierigkeiten in der Emotionsregulation zu integrieren. Der Einsatz eines Hundes in der Skillsgruppe hat sich ebenso bewährt wie ein Therapiebegleittier in der Einzeltherapie.

Die Anforderungen an einen Hund im Rahmen der Skillsgruppe sind größer als im Einzeltherapiesetting. Der Hund muss in der Lage sein, in Anwesenheit von sechs bis acht Personen, die immer wieder auch in hohe Anspannungssituationen kommen können, einen Ruheplatz finden und Abstand herstellen zu können. Allein die Anwesenheit des Hundes hat einen entspannenden Effekt auf die Gruppe, ich kann allerdings hier nur von meinen eigenen Erfahrungen berichten, systematische Untersuchungen zu diesem Thema sind nicht bekannt. Von meinen Hunden fühlt sich aber auch nur eine Hündin (die ranghöchste) in dieser Art Gruppentherapie wohl und ist in der Lage, nach einer ausgiebigen Begrüßungskuschelrunde einen Ruheplatz zu finden und, wenn hilfreich, auch während der Stunde wieder Kontakt aufzunehmen. Durch die Zweiteilung der Gruppenzeit mit einer Pause in der Mitte entsteht noch einmal Bewegung im Raum, so dass der Hund wie automatisch noch einmal Kontakt aufnehmen kann bzw. Patienten leicht noch einmal Kontakt herstellen können. Hier hilft der Hund vor allem durch den Effekt der Angst- und Spannungsminderung – dies nicht nur in besonderen Anspannungssituationen, sondern auch, um das Anspannungsniveau allgemein zu senken. In der Einzeltherapie kann man ein Therapiebegleittier in die unterschiedlichen Module integrieren:

- Achtsamkeit
- Stresstoleranz
- Umgang mit Gefühlen
- Zwischenmenschliche Beziehungen
- Selbstwert

Einsatz eines Therapiebegleittieres im Modul Achtsamkeit: Im Modul Achtsamkeit werden Was-Fertigkeiten (Nimm wahr, Beschreibe, Nimm teil) und Wie-Fertigkeiten (Bewerte nicht, Bleibe konzentriert, Mache, was funktioniert) unterschieden und anhand von Übungen ausprobiert:

- Was-Fertigkeiten
  - *„Nimm wahr":* Achte darauf, was du erlebst, beobachte das Kommen und Gehen deiner Gedanken und Gefühle, wie Wolken, und lasse Gedanken und Gefühle einfach da sein, anstatt sie wegzuschieben

Wahrnehmungsförderung unter Einbezug eines Therapietieres:
- Fell streicheln
- Geruch wahrnehmen/Geruch des Futters
- auf Körpersprache des Tieres bzw. die eigene Körpersprache achten
- speziell mit dem Pferd: Bewegungen auf dem Pferderücken spüren
- auf dem Pferd liegend das Pferd mit Tastsinn, Hörsinn und Geruchssinn wahrnehmen
- Natur wahrnehmen

  - *„Beschreibe":* Gib dem, was du erlebst, Worte.

Beschreiben mit dem Therapietier:
- Übungen, die die Wahrnehmung des Tieres in Worte fassen lassen
- Kombination aus Wahrnehmen und Beschreiben

– *„Nimm teil“:* Werde eins mit dem, was du erlebst, lebe, ohne darüber nachzugrübeln, und erinnere dich daran, die „Wie“-Fertigkeiten einzusetzen.

Teilnehmen mit dem Therapietier:
Durch das Erleben der Interaktion wird die Einheit mit dem Erleben gefördert.

- Wie-Fertigkeiten
  – *„Bewerte nicht“:* Nimm wahr, aber beurteile nicht, erkenne das Schmerzhafte und das Hilfreiche, aber bewerte es nicht, und lasse deine Bewertungen vorbeiziehen.

Nicht bewerten mit dem Therapietier:
Durch die Interaktion mit dem nicht-bewertenden Tier fällt es leichter, auch selbst in einem nicht bewertenden Maßstab zu denken.

– *„Bleibe konzentriert“:* Beschäftige dich immer nur mit einer Sache auf einmal, und lasse dich nicht ablenken, konzentriere dich.

Konzentriert sein mit dem Therapietier:
- klar kommunizieren, Körpersprache einsetzen
- speziell beim Hund: Abläufe beachten, z. B. beim Jagen und Füttern
- speziell beim Pferd: Putzen, Satteln, Misten

– *„Mache, was funktioniert“:* Konzentriere dich auf das, was möglich ist und funktioniert, halte dich an die Spielregeln, setze so viele Fertigkeiten ein, wie du kannst, mache, was notwendig ist, um deine Ziele zu erreichen, und lasse Rache, sinnlosen Ärger und andere Gefühle, die dir wehtun und nichts nützen, vorbeiziehen.

Machen, was funktioniert mit dem Therapietier:
- Erfolgserlebnisse können leichter verbucht werden (erhöht die Selbstwirksamkeit und ermöglicht im Alltag eine Verbesserung der Effektivität)

3.10.8 Traumatherapie

Erlebt ein Mensch ein psychisches Trauma und entwickelt eine Traumafolgestörung, geht man davon aus, dass das Erlebnis nicht korrekt abgespeichert und integriert wurde.

Ziel der Traumatherapie ist eine Reduktion der traumaspezifischen Symptomatik meist (oder mit der besten Evidenz) durch eine Art der Exposition. Frau Prothmann schreibt in ihrem Buch „Tiergestützte Kinderpsychotherapie" dazu:

> „Hierzu ist eine angstfreie Atmosphäre unabdingbar, weshalb Tiere mit großem Erfolg in das Therapiesetting integriert werden können. Tiere entängstigen, fördern das Bedürfnis nach Geselligkeit und Kommunikation und können körperliche Nähe bieten. Insbesondere bei sexuell missbrauchten Menschen spielen Tiere in der Therapie eine große Rolle. Sie bieten eine angstfreie Möglichkeit, den Patienten Nähe und Zuneigung zu zeigen, da es nicht zu Retraumatisierungen kommen kann und das Streicheln setzt gleichzeitig die Ausschüttung beruhigend wirkender Hormone in Gang" (Prothmann 2012, 196–197).

Die Arbeit mit traumatisierten Menschen, insbesondere die Exposition, darf nur im Rahmen einer Psychotherapie durch einen geschulten Therapeuten erfolgen, anderenfalls droht eine Retraumatisierung. Ein Klient kann auch unbeabsichtigt durch gewisse auslösende Situationen getriggert werden, weshalb der Therapeut wissen muss, wie er stabilisierend intervenieren kann. Die Therapie erfolgt in mehreren Phasen:

1. Beziehungsaufbau
2. Stabilisierung
3. Traumakonfrontation (Exposition)
4. Integration
5. Neuorientierung

Durch den Einsatz eines Therapiebegleittieres im Rahmen eines multimodalen Therapiekonzeptes findet ein komplexes triadisches Beziehungsgeschehen statt (Klient – Therapeut – Tier), mit wechselseitigen Interaktionen. Der therapeutische Einsatz eines freundlichen Tieres vermittelt einerseits Geborgenheit, aber auch einen wachstumsorientierten und tragenden Kontakt, wodurch Selbstvertrauen und Selbstwirksamkeit gefördert werden. Ein Hund oder ein Pferd wirkt durch den hohen Motivations- und Aufforderungscharakter auch auf hoch traumatisierte Menschen vitalisierend und resilienzfördernd.

Kunz/Schneider-Schunker (2016) betonen, dass tiergestützte Interventionen deshalb so hilfreich sind, weil das Therapiebegleittier kaum vermeidende oder ambivalente Bindungsstrategien beim Menschen aktiviert. Daher gelten Tiere als „soziale Katalysatoren". Sowohl mit Hund und Pferd können Aufgaben gelöst werden, die Selbstwertgefühl und Selbstwirksamkeit erhöhen. Förderung von Empathie und Vertrauen ist über den einfühlsamen Kontakt, die Körperpflege und die Ausrüstung des beseelten Lebewesens möglich. Selbst unsicher oder desorganisiert gebundene Menschen können ein sicheres Bindungsverhalten gegenüber Tieren zeigen, was die Entwicklung einer sicheren bindungsartigen Beziehung zum Therapeuten fördert (wichtigste Voraussetzung zum Gelingen einer Therapie).

Zum Umgang mit traumatisierenden Auslösereizen, sog. Triggern, empfehlen Kunz und Schneider-Schunker das Einüben von individuellen Skills zur Selbstregulation und Selbstberuhigung in Form von Körperwahrnehmungsübungen, Atemübungen, Entspannungsübungen und Achtsamkeitsübungen mit und auf dem Pferd. Die in der Stabilisierungsphase erworbenen Skills und die Förderung der Resilienzfaktoren mithilfe des Pferdes sind laut den Autorinnen Voraussetzung für die eigentliche Exposition.

Das Setting der Traumakonfrontation wird je nach Funktionsniveau des Patienten gewählt: stationär oder ambulant, mit oder ohne Einbezug des Pferdes, immer eingebettet in einen Therapieverlauf. Je nach psychotherapeutischem Hintergrund werden verschiedene Techniken zur Traumaexposition gewählt wie EMDR (Eye Movement Desensitization and Reprocessing), EMI (Eye Movement Integration), Brainspotting, Atemdesensibilisierung sowie KIP (Katathym Imaginative Psychotherapie). Die KIP z. B. bietet sowohl in der Stabilisierungsphase als auch in der Traumakonfrontationsphase eine innere Bühne, wo traumatische Erfahrungen imaginativ verarbeitet und das Trauma integriert werden kann. Die Einheit kann nach erfolgter Exposition mit einem bewussten Wahrnehmen des Hier und Jetzt und dem Bewegtwerden auf dem Pferd ausklingen (Kunz/Schneider-Schunker 2016).

Pferdegestützte Therapie nach dem *EAGALA-Modell* findet mittlerweile auch Anwendung in der Traumatherapie. Das Modell wurde in den USA 1999 von der Organisation „Equine Assisted Growth and Learning Association" entwickelt. Der Fokus liegt auf Aufgabenstellungen, die mit dem Pferd durchgeführt werden. Wichtig sind dabei nicht das Gelingen, sondern die Reaktionen der Pferde, die nonverbale Kommunikation sowie die Wahrnehmung und Zuordnung des Erlebten. Es werden, wie in anderen Traumatherapien, verschiedene Phasen unterschieden:

1. Stabilisierung
2. Traumakonfrontation
3. Integration

Durch die kombinierte Anwendung von Symbolen und Metaphern im Beisein von Pferden, können Patienten empfundene Realitäten darstellen und über die Reaktion der Pferde Rückmeldung über unbewusste Gedanken und Gefühle bekommen. Eigene Stärken und Grenzen werden gespürt und latente Gefühle greifbar. Damit kann eine angemessene Problemlösung erreicht werden (Parent 2016).

Im Buch von Hediger und Zink „Pferdegestützte Traumatherapie" werden anhand eines ausführlichen Fallbeispiels einer 16-jährigen Jugendlichen und ihrem Therapiepferd der aktuelle Forschungsstand und traumatherapeutische Konzepte anschaulich dargestellt (Hediger/Zink 2017).

3.11 Altern und Tod eines Therapiebegleittieres

Auch Therapietiere werden älter und können evtl. nicht mehr für jede Aufgabe eingesetzt werden. Der einfühlsame Besitzer oder Betreuer kann den Prozess des Alterns am besten beobachten und einschätzen, was dem Tier noch zugemutet werden kann. Keinesfalls sollte es einfach abgeschoben und in eine fremde Umgebung weggestellt werden, sondern es verdient noch immer unsere Achtung, Fürsorge und Liebe, möglichst in der gewohnten Umgebung.

Irgendwann kommt der Moment, den jeder Tierbesitzer fürchtet, sich von einem Tier – vorbereitet oder akut – verabschieden zu müssen. Auch in tiergestützten Interventionen kann jede Fachkraft in diese in vielerlei Hinsicht belastende Situation kommen. Durch Gedanken im Vorfeld kann eine innere Haltung entwickelt werden, die es erlaubt, in der akuten Situation handlungsfähig zu bleiben.

Das Therapiebegleittier hat sowohl für den Klienten wie auch die Fachkraft eine besondere Bedeutung, da sie eine hohe soziale Komponente beinhaltet. Gerade bei Kindern mit unsicherer Bindungsentwicklung ist der Wert „ihres" Therapiebegleittieres oft unermesslich, da es das erste Lebewesen sein kann, dem ein solch benachteiligtes Kind anfängt zu vertrauen. Der Tod dieses Tieres kann eine fast existentiell bedrohliche Trauerreaktion auslösen. Die Aufgabe des Therapeuten besteht darin, neben der eigenen Trauer, den Klienten, der eine enge Beziehung zum verstorbenen Tier hatte, verantwortungsvoll zu begleiten.

Für die Fachkraft bedeutet der Tod eines Therapiebegleittieres den Verlust eines wichtigen Partners in der therapeutischen Arbeit, der nicht leicht zu ersetzen ist, auch wenn im günstigen Fall bereits ein Nachwuchstier zur Verfügung steht. Der Verlust eines Therapiebegleittieres beinhaltet andererseits die Chance, dass Klienten, besonders Kinder und Jugendliche, einen natürlichen Umgang mit den Themen Älterwerden, Krankheit und Tod erfahren (Saßerath 2013).

Bei einem vorhersehbaren Verlust, aus Gründen von Alter oder fortschreitender Krankheit, kann der Abschied vorbereitet werden. Ein altes Tier wird weniger belastet, freut sich aber immer noch über Zuwendung und Besuche. Den Klienten zu erklären,

> „dass das Pferd ein ganz wunderbares, langes Leben hatte, in dem es liebevoll versorgt wurde und in dem es eine schöne Aufgabe hatte, kann für den Reitpädagogen selber hilfreich sein. Offen darüber zu sprechen, dass es vermutlich den Moment geben wird, an dem verantwortliche Fachleute entscheiden, das Leben zu beenden, damit sich das Pferd nicht unnötig quälen muss, ist insbesondere auch im Fall einer chronischen Erkrankung durchaus sinnvoll" (Saßerath 2013, 21).

Im Fall eines akuten Geschehens müssen innerhalb kurzer Zeit schwerwiegende Entscheidungen getroffen werden. Gibt es Heilungschancen? Macht eine Operation Sinn? Welche Konsequenzen kommen in der Heilungsphase auf das Pferd zu? Welche finanziellen Folgen hat das Ganze? Für Mitarbeiter einer Einrichtung müssen Entscheidungskompetenzen im Vorfeld geklärt werden. Sind Klienten anwesend, sollten diese abgeholt werden, damit die Fachkraft sich allein um die Versorgung des kranken Tieres kümmern kann. Danach ist es wichtig, über die Situation mit den Klienten zu sprechen, damit das Erlebte verarbeitet werden kann.

FALLBEISPIEL

Zweimal erlebte die neunjährige **Mara** einen Notfall während der Therapie: eine Kolik ihres Therapiepferdes und eine stark blutende Wunde bei einem Pferd auf einem Nachbarhof. Beide Male war sie zwar beeindruckt, schien sich aber sicher zu fühlen.

Eine besonders dramatische Situation entsteht, wenn z.B. ein Pferd tot im Stall oder auf der Weide gefunden wird. Dann besteht nur noch die Möglichkeit, vom toten Tier Abschied zu nehmen. Auf das Gefühl der Trauer kann man sich nicht vorbereiten, aber es gibt Möglichkeiten, damit umzugehen. Gemeinsames Trauern mit dem Klienten, sich an besondere und schöne Momente erinnern, mit dem Klienten ein Andenken an das Tier anfertigen, z.B. einen speziellen Rahmen für ein Foto oder ein Hufeisen verzieren. Für Klienten ist es wichtig, den Therapeuten mit einer klaren Haltung und authentisch zu erleben. Es kann ihnen helfen, ihre eigenen, vielleicht verborgenen Gefühle zu zeigen und besser zu verstehen.

FALLBEISPIEL

Nach dem unerwarteten Tod des fast dreißigjährigen Therapiepferdes kam **Reto** in die Praxis, wo im Gespräch über schöne Erinnerungen und der Verzierung eines Hufeisens als Rahmen für ein Foto die Trauer ausgedrückt und aufgearbeitet werden konnte.

4 Abschließende Gedanken

Die Arbeit an diesem Buch war eine intensive Auseinandersetzung mit Literatur, Wissenschaft, eigener Erfahrung mit unseren Patienten und Austausch unter uns Autorinnen, die sich fruchtbar auf unsere weitere Arbeit auswirken wird. Wir hoffen, dass auch andere, Fachleute wie auch Patienten, davon profitieren können. Wir freuen uns über Rückmeldungen, Anregungen und einen regen Austausch.

Literatur

Ainsworth, M. D. S. (1991): Attachment and Other Affectional Bonds Across the Life Cycle. In: Parkes, C., Stvenson-Hinde, J. Marris, P. (Eds.): Attachment across the Life Cycle. Routledge, New York, 33–51

Ainsworth, M. D. S., Blehar, M. C., Waters, E. Wall, S. (1978): Patterns of Attachment: a Psychological Study of the Strange Situation. Lawrence Erlbaum Associates Inc., New Yersey

Alexandridis, K. (2015): Pferdegestützte Körperbildtherapie bei Anorexia nervosa – ein Fallbeispiel. Vortrag an der Konferenz „Horses for Humans" vom 31.10.2015, Singen

Alexandridis, K. (2009): Pferdegestützte Bewegungstherapie bei Essstörungen. mensch & pferd international 1, 13–26

Altschuler, E. L. (1999): Pet-facilitated Therapy for Posttraumatic Stress Disorder. Annals of Clinical Psychiatry 11 (1), 29–30

Aschenbach, L. (2009): Pferdegestützte Sprachtherapie. mensch & pferd international 2, 88–97

Axline, V. M. (2016): Kinder-Spieltherapie im nicht-direktiven Verfahren. 11. Aufl. Ernst Reinhardt, München/Basel

Barker, S. B., Pandurangi, A. K., Best, A. M. (2003): Effects of Animal-Assisted Therapy on Patients' Anxiety, Fear and Depression before ECT. The Journal of ECT 19, 38–44

Barker, S. (1999): Therapeutic Aspects of the Human-Companion Animal Interaction. Psychiatric Times 16 (2), 89–96

Baumeister, S., Kaiser, I. (2017): Die Arbeit mit Projektion und Übertragung in der Pferdegestützten Intervention. mensch & pferd international 3, 109–114

Beetz, A., Uvnäs-Moberg, H., Julius, K., Kotrschal, K. (2012a): Psychosocial and Psychophysiological Effects of Human-Animal Interactions. The Possible Role of Oxytocin. Frontiers in Psychology/Psychology for Clinical Settings. Frontiers in Psychology 3, 234

Beetz, A., Julius, H., Turner, D., Kotrschal, K. (2012b): Effects of Social Support by a Dog on Stressmodulation in Male Children with Insecure Attachment. Frontiers in Psychology 3, 352

Beetz, A. (2006): Das Konzept der Spiegelneurone als Grundlage der Empathie. Vortrag auf dem 2. D.A.CH-Symposium über „Mensch-Heimtier-Beziehung" am 05.05.2006, Ismaning

Beetz, A. (2005): Bindung – Ein Konzept zur Erklärung der Mensch-Tier-Beziehung? Vortrag auf dem 1. D.A.CH-Symposium über „Mensch-Heimtier-Beziehung" am 03.05.2005, Ismaning

Beetz, A. (2003): Bindung als Basis sozialer und emotionaler Kompetenzen. In: Olbrich, E., Otterstedt, C. (Hrsg.): Menschen brauchen Tiere. Grundlagen und Praxis der tiergestützten Pädagogik und Therapie. Kosmos, Stuttgart, 76–84

Bodahl, S. (2014): Selina Pumpernickel und die Katze Flora. Carl Auer, Heidelberg

Bohus, M., Huppertz M. (2006): Wirkmechanismen achtsamkeitsbasierter Psychotherapie. Zeitschrift für Psychiatrie, Psychologie und Psychotherapie 54 (4), 265–276

Boie, K., Dietl, E. (2012): Kirsten Boie erzählt vom Angsthaben. Oetinger Taschenbuch, Hamburg

Bowlby, J. (1975): Bindung. Eine Analyse der Mutter-Kind-Beziehung. Kindler, München

Brakes, P., Williamson, D. (2007): Dolphin Assisted Therapy. The Whale and Dolphin Conservation Society. In: https://uk.whales.org/sites/default/files/dolphin-assisted-therapy-report.pdf, 04.01.2018

Braun-Scharm, H. (Hrsg.) (2002): Depressionen und komorbide Störungen bei Kindern und Jugendlichen. Wissenschaftliche Verlagsgesellschaft, Stuttgart

Breitenbach, E. Gomolla, A., Machul, D., Rathgeber, A. (2015): Pferdegestützte Interventionen bei Kindern mit ADHS. mensch & pferd international 3, 96–108

Brickel, C. (1982): Pet Facilitated Psychotherapy. A Theoretical Explanation via Attention Shifts. Psychological Reports 50/1982, 71–74

Brisch, K.H. (2017): Bindungsstörungen. Von der Bindungstheorie zur Therapie. Klett-Cotta, Stuttgart

Brisch, K.H., Hellbrügge T. (Hrsg.) (2015): Bindung und Trauma. Risiken und Schutzfaktoren für die Entwicklung von Kindern. 5. Aufl. Klett-Cotta, Stuttgart

Bühler, K. (1922): Die geistige Entwicklung des Kindes, 3. Aufl. Gustav Fischer, Jena

Catanzaro D. de (1991): Evolutionary Limits to Self-Preservation. Ethology and Sociobiology 12 (1), 13–28

de Waal, F. (2005): Der Affe und der Sushimeister. Das kulturelle Leben der Tiere. DTV, München

Dilling, H., Mombour, W., Schmidt, M. H. (Hrsg.) (2015): Internationale Klassifikation psychischer Störungen. ICD–10 Kapitel V (F) – Klinisch–diagnostische Leitlinien. Mitherausgeber World Health Organization. 10. Aufl. Hogrefe, Göttingen

Di Gallo, A., Weber, M. (2005): Depressionen im Kindes- und Jugendalter: Wie erkennen, was tun? Schweizer Medizin Forum 5, 925–930

DKThR (Hrsg.) (2005): Die Arbeit mit dem Pferd in Psychiatrie und Psychotherapie. FN, Warendorf

Döpfner, M., Frölich, J., Lehmkuhl, G. (2013): Aufmerksamkeitsdefizit-/Hyperaktivitätsstörung (ADHS). 2. Aufl., Hogrefe, Göttingen

Eymundsdottir, H. O. (2007): Die Führungsposition. Eidfaxi Hestar 5/2007, S. 55

Frick Tanner, E. B., Tanner-Frick, R. A. (2016): Praxis der Tiergestützten Psychotherapie. Hogrefe, Göttingen

Fricke, S., Armour, K. (2015): Dem Zwang die rote Karte zeigen. Ein Ratgeber für Kinder und Jugendliche und ihre Eltern. Balance, Köln

Friedmann, E., Barker, S. B., Allen, K. M. (2010): Physiological Correlates of Health Benefits from Pets. In: McCardle, P., McCune, S., Griffin, J. A., Maholmes, V. (Eds.): How Animals Affect Us. Examining the Influence of Human-Animal Interaction on Child Development and Human Health. American Psychological Association, 163–182

Gäng, M. (Hrsg.) (2016): Therapeutisches Reiten. 3. Aufl. Ernst Reinhardt, München/Basel

Gäng, M. (Hrsg.) (2015): Heilpädagogisches Reiten und Voltigieren. 7. Aufl. Ernst Reinhardt, München/Basel

Gäng, M., Hölschener-Regener, R., Robier, C. (2010): Forum. Finanzierung von Förderung und Therapie mit dem Pferd. Teil 2: Finanzierung der Heilpädagogischen Förderung mit dem Pferd in Deutschland, Österreich und der Schweiz. mensch & pferd international 1, 20–25

Ganser, G. (2017): Hundegestützte Psychotherapie. Schattauer, Stuttgart

Geiger, T. (1931): Das Tier als geselliges Objekt. In: Thurnwald, R. (Hrsg.): Forschungen zur Völkerpsychologie und Soziologie. Band X, 1. Halbband: Arbeiten zur biologischen Grundlegung der Soziologie. C. L. Hirschfeld, Leipzig, 283–307

Geisser, A. (2009): Paradigmenwechsel in der Hundeerziehung. Was für den Hund im Leben wirklich zählt. Facharbeit. In: http://docplayer.

org/25016571-Paradigmenwechsel-in-der-hundeerziehung.html, 04.01.2018

Goodkind, J., LaNoue, M., Lee, C., Freeland, L., Freund, R. (2012): Feasibility, Acceptability, and Initial Findings from a Community-based Cultural Mental Health Intervention for Herman American Indian Youth and Their Families. Journal of Community Psychology, 40 (4), 381–405

Gomolla, A. (2009): Forschungsstand und Forschungsperspektiven pferdegestützter (Psycho)Therapie. Vortragsskript XIII. Vortrag auf dem internationalen Kongress für Therapeutisches Reiten vom 12.–15. August 2009 in Münster

Grandgeorge, M., Hausberger, M. (2011): Human-Animal Relationships. From Daily Life to Animal-Assisted Therapies. Annali dell'Istituto superiore di sanita December 47 (4), 397–408

Grawe, K. (2004): Neuropsychotherapie. Hogrefe, Göttingen

Grossmann, K., Grossmann, K. E., Spangler, G., Suess, G., Unzner, L. (1985): Maternal Sensitivity and Newborn`s Orientation Response. Monographs of the Society for Research in Child Development 50 (1/2), 231–256

Gullone, E. (2000): The Biophilia Hypothesis and Life in the 21st Century. Increasing Mental Health or Increasing Pathology? Journal of Happiness Studies 1, 293–322

Guttmann, G. Predovic, M., Zemanek, M. (1983): Einfluss der Heimtierhaltung auf die nonverbale Kommunikation und soziale Kompetenz bei Kindern. In: IEMT (Hrsg.): Die Tier-Mensch-Beziehung. Internationales Symposium aus Anlass des 80. Geburtstages von Nobelpreisträger Prof. Dr. Konrad Lorenz. Eigenverlag, Wien, 62–67

Hänel, S. (2013): Artgerechte Haltung von Therapiepferden. Therapeutisches Reiten (DKThR) 2, 16–19

Haßlinger, Y., Kless, S. (2014): Entwicklung eines pferdegestützten Konzentrationstrainings. mensch & pferd international 3, 104–114

Hawkins, R. D., Williams, J. M. (2017): Childhood Attachment to Pets. Associations between Pet Attachment, Attitudes to Animals, Compassion and Humane Behaviour. International Journal of Environmental Research and Public Health 14 (5), 490

Hayes, S. C, Masuda, A., Bissett, R., Luoma, J., Guerrero, L. F. (2004): DBT, FAP, and ACT: How Empirically Oriented are the New Behavior Therapy Technologies? Behavior Therapy 35, 35–54

Hazan, C., Shaver, P. R. (1994): Attachment as an Organizational Framework for Research on Close Relationships. Psychological Inquiry 5 (1), 1–22

Hediger, K. (2016): Freie Interaktionen zwischen Patient und Pferd in der pferdegestützten Psychotherapie. In: Gäng, M. (Hrsg.), 105–124

Hediger, K. (2012): Hunde und die Stressreaktion unsicher und desorganisiert gebundener Kinder. Dissertation. Cuvillier, Göttingen

Hediger, K., Zink, R. (2017): Pferdegestützte Traumatherapie. Ernst Reinhardt, München/Basel

Hühner, S. (2017): Ganzheitliche Entwicklungsförderung durch pferdegestützte Intervention für Kinder im Vorschulalter. mensch & pferd international 2, 58–64

IAHAIO (2014): IAHAIO White Paper 2014. In: http://iahaio.org/new/fileuploads/9313IAHAIO%20WHITE%20PAPER%20TASK%20FORCE%20-%20FINAL%20REPORT.pdf, 22.01.2018

Isenbügel, E. (2009): Von den Ansprüchen eines Therapiepferdes. mensch & pferd international 1, 8

Josten, K. (2012): Pferde und Dissoziation. mensch & pferd international 3, 108–116

Julius, H., Beetz, A., Ragnarsson, S. (2017): Bindung und Pferdegestützte Interventionen. mensch & pferd international 4, 140–153

Julius, H., Beetz, A., Kotrschal, K., Turner, D. C., Uvnäs-Moberg, K. (2014): Bindung zu Tieren. Psychologische und neurobiologische Grundlagen tiergestützter Interventionen. Hogrefe, Göttingen

Kamioka, H., Okada, S., Tsutani, K., Park, H., Okuizumi, H., Handa, S., Handa, S., Oshio, T., Park, S. J., Kitayuguchi, J., Abe, T., Honda, T., Mutoh, Y. (2014): Effectiveness of Animal-Assisted Therapy. A Systematic Review of Randomized Controlled Trials. Complementary Therapies in Medicine 22 (2), 371–390

Kemp, K., Signal, T., Botros, H., Taylor, N., Prentice, K. (2014): Equine Facilitated Therapy with Children and Adolescents Who Have Been Sexually Abused: a Program Evaluation Study. Journal of Child and Family Studies, 23 (3), 558–566

Kendall, E., Maujean, A., Pepping, C. A., Downes, M., Lakhani, A., Byrne, J., Macfarlane, K. (2015): A Systematic Review of the Efficacy of Equine-assisted Interventions on Psychological Outcomes. European Journal of Psychotherapy & Counselling, 17, 57–79

Kläschen, M. (2011): Ausbildung des Therapiepferdes. In: Opgen-Rhein et al. (Hrsg.), 37–54

Klüwer, C. (2005): Zur Arbeit mit dem Pferd in Psychiatrie und Psychotherapie. In: DKThR (Hrsg.), 5–17

König, A. (1995): Mädchen und Ponys – zwischen Anpassung und Widerstand – eine weibliche Form von Konfliktlösung? In: DKThR (Hrsg.):

Freiheit erfahren – Grenzen erkennen. Tagungsband der 3. interdisziplinären Arbeitstagung des DKThR 12.10.–13.10.1995 in Haar bei München, 165 ff.

Kunz, G., Schneider-Schunker, E. (2016): Der Einsatz des Pferdes mit traumatisierten Menschen. In: Gäng, M. (Hrsg.), 68–88

Landolt, M.A., Hensel, T. (2012): Traumatherapie bei Kindern und Jugendlichen. Hogrefe, Göttingen

Largo, R. (2000): Kinderjahre. Die Individualität des Kindes als erzieherische Herausforderung. 4. Aufl. Piper, München

Lehnert-Pruss, S. (2014): Sensorische Integration. Anwendungsbereiche in der Heilpädagogischen Förderung mit dem Pferd. mensch & pferd international 3, 135–142

Lempp, T. (2011): Kinder- und Jugendpsychiatrie. Urban & Fischer, München

Lentini, J.A., Knox, M.S. (2015): Equine-Facilitated Psychotherapy with Children and Adolescents: an Update and Literature Review. Journal of Creativity in Mental Health 10, 278–305

Lepthien, M., Friedrich, S., Feistritzer, M. (2013): Pferdecoaching zur therapeutischen Unterstützung traumatisierter und psychisch beeinträchtigter junger Menschen. mensch & pferd international 4, 164–173

Levinson, B.M. (1972): Pets and Human Development. Charles C. Thomas Publisher, Springfield

Levinson, B. (1962): The Dog as a „Co-Therapist". Mental Hygiene 46 (1), 59–65

Linehan, M. (2014): DBT Skills Training Manual. 2. Aufl. Guilford Press, New York

Loose, C., Graaf, P., Zarbock, G. (2013): Schematherapie mit Kindern und Jugendlichen. Beltz, Weinheim

Lorenz, K. (1965): Über tierisches und menschliches Verhalten. Aus dem Werdegang der Verhaltenslehre. Gesammelte Abhandlungen Band II. Piper, München

Lundqvist, M., Carlsson, P., Sjödal, R., Theodorsson, E., Levin, L. (2017): Patient Benefit of Dog-Assisted Interventions in Health Care: a Systematic Review. BMC Complementary and Alternative Medicine 17, 358

Main, M., Kaplan, N., Cassidy, J. (1985): Security in Infancy, Childhood and Adulthood: a Move to the Level of Representation. In: Bretherton, I., Waters, E. (Eds.): Attachment in the Preschool Years. University of Chicago Press, Chicago, 121–160

Marr, C.A., French, L., Thompson, D., Drum, L., Greening, G., Mormon, J., Henderson, I., Hughes, C.W. (2000): Animal-Assisted Therapy in Psychiatric Rehabilitation. Anthrozoös 13 (1), 43–47

McCulloch, M.J. (1983): The Pet as Prothesis. Defining Criteria for the Adjunctive Use of Companion Animals in the Treatment of the Medically Ill, Depressed Outpatients. In: Fogle, B. (Ed.): Interrelations between Pets and People. Charles C. Thomas, Springfield/IL, 101–123

McCullough, L., Risley-Curtiss, C., Rorke, J. (2015): Equine Facilitated Psychotherapy: a Pilot Study of Effect on Posttraumatic Stress Symptoms in Maltreated Youth. Journal of Infant, Child, and Adolescent Psychotherapy, 14 (2), 158–173

Mehlem, M. (2008): Angst und Pferde – Wege zur Bewältigung und Integration von Ängsten mit Hilfe der Pferde. In: FAPP, DKThR (Hrsg.): Psychotherapie mit dem Pferd. Beiträge aus der Praxis. FN, Warendorf, 20–38

Miklosi, A., (2011): Hunde. Evolution, Kognition und Verhalten. Kosmos, Stuttgart

Molnar, M. (1994): In hündisch unwandelbarer Anhänglichkeit. Werkblatt – Zeitschrift für Psychoanalyse und Gesellschaftskritik 33 (2), 80–93

Nagasawa, M., Mitsui, S., En, S., Ohtani1, N., Ohta1, M., Sakuma, Y., Onaka, T., Mogi1, K., Kikusui, T. (2015): Oxytocin-Gaze Positive Loop and the Coevolution of Human-Dog Bonds. Science 348 (6232), 333–336

Nijboer, J. (2012): Hunde erziehen mit Natural Dogmanship. Kosmos, Stuttgart

Nijboer, J. (2004): Hunde verstehen mit Jan Nijboer. Kosmos, Stuttgart

Nimer, J., Lundahl, B. (2007): Animal-Assisted Therapy. A Meta-Analysis. Anthrozoös 20 (3), 225–238

O`Haire, M. E., Guèrin, N. A., Kirkham, A. C. (2015): Animal-Assisted Intervention for Trauma: a Systematic Literature Review. Frontiers in Psychology 2015 (6), 1121

O'Haire, M. E., McKenzie, S. J., Beck, A. M., Slaughter, V. (2013): Social Behaviors Increase in Children with Autism in the Presence of Animals Compared to Toys. PLoS ONE 8 (2), e57010

Opgen-Rhein, C., Kläschen, M., Dettling, M. (Hrsg.) (2011): Pferdegestützte Therapie bei psychischen Erkrankungen. Schattauer, Stuttgart

Parent, I. (2016): Psychodynamische Pferdeunterstützte Traumatherapie (PPTT) bei Posttraumatischer Belastungsstörung (PTBS). mensch & pferd international 3, 120–123

Parish-Plass, N. (2008): Animal-Assisted Therapy with Children suffering from Insecure Attachment Due to Abuse and Neglect: A Method to Lower the Risk of Intergenerational Transmission of Abuse? Clinical Child Psychology and Psychiatry 13 (1), 7–30

Petermann, F., Döpfner, M., Görtz-Dorten, A. (2016): Aggressiv-dissoziale Störungen. 3. Aufl. Hogrefe, Göttingen

Potter, A., Sif, B. (2016): Henriettes Heim für schüchterne und ängstliche Katzen. Gerstenberg, Hildesheim

Pottman-Knapp, B. (2013): Tiergestützte (Psycho)Therapie. Akademikerverlag, Düsseldorf

Prothmann, A. (2012): Tiergestützte Kinderpsychotherapie. 4. Aufl. Lang, Bern

Prothmann, A., Bienert, M., Ettrich, C. (2006): Dogs in Child Psychotherapy Effects on State of Mind. Anthrozoös 19 (3), 265–77

Rao, P.A., Beidel, D.C., Murray, M.J. (2008): Social Skills Interventions for Children with Asperger's Syndromen or High Functioning Autism: a Review and Recommendations. Journal of Autism and Developmental Disorders 38, 353–361

Reddemann, L. (2011): Kontexte von Achtsamkeit in der Psychotherapie. Kohlhammer, Stuttgart

Rogers, C.R. (1983): Therapeut und Klient. Fischer, Berlin

Rudolf, G. (2010): Psychodynamische Psychotherapie. Schattauer, Stuttgart

Ruf, M., Schauer, M., Neuner, F., Catani, C., Schauer, E., Elbert, T. (2010): Narrative Exposure Therapy for 7–16-Year Olds: a Randomized Controlled Trial with Traumatized Refugee Children. Journal of Traumatic Stress, 23, 437–445

Saßerath, M. (2013): In jedem Abschied liegt der Anfang einer Erinnerung. Therapeutisches Reiten (DKThR) 2, 20–23

Scheidhacker, M. (2005): Die besondere Bedeutung des therapeutischen Reitens in der Behandlung verschiedener psychiatrischer Krankheitsbilder. In: DKThR (Hrsg.), 43–50

Schneider, S., Borer, S. (2016): Nur keine Panik. S. Karger, Basel

Schörle, A. (2008): PferdeTräume. Ganzheitliche Ansätze im Reitunterricht mit Kindern. Buch & Bild, Nagold

Schörle, A. (2017): Spielend in der Kraft. mensch & pferd international 3, 121–128

Schuck, S.E., Emmerson, N.A., Fine, A.H., Lakes, K.D. (2015): Canine-Assisted Therapy for Children with ADHD. Preliminary Findings from the Positive Assertive Cooperative Kids Study. Journal of Attention Disorders 19 (2), 125–137

Schwaiger, P. (2016): Bindungsgeleitete Interventionen im Therapeutischen Reiten. In: Gäng, M. (Hrsg), 89–104

Schmidt-Traub, S. (2015): Selbsthilfe bei Angst im Kindes- und Jugendalter. 3. Aufl. Hogrefe, Göttingen

Schmidt-Traub, S. (2013): Zwänge bei Kindern und Jugendlichen. 2. Aufl. Hogrefe, Göttingen

Seide, B. (2016): Indikationen und Kontraindikationen beim Therapeutischen Reiten. In: Gäng, M. (Hrsg.), 168–197

Souter, M.A., Miller, M.D. (2007): Do Animal-Assisted Activities Effectively Treat Depression? A Meta-Analysis. Anthrozoös 20, 167–180

Stefanini, M.C., Martino, A., Bacci, B., Tani, F. (2016): The Effect of Animal-Assisted Therapy on Emotional and Behavioral Symptoms in Children and Adolescents Hospitalized for Acute Mental Disorders. European Journal of Integrative Medicine 8 (2), 81–88

Stefanini, M.C., Martino, A., Allori, P., Galeotti, F., Tani, F. (2015): The Use of Animal-assisted Therapy in Adolescents with Acute Mental Disorders. A Randomized Controlled Study. Complementary Therapies in Clinical Practice 21 (1), 42–46

Stockhausen, H. (2010a): Systemisches Arbeiten in der Heilpädagogischen Förderung mit dem Pferd. Theoretische Grundlagen. mensch & pferd international 2/10. In: www.reinhardt-journals.de/index.php/mup/article/view/1012, 29.12.2017

Stockhausen, H. (2010b): Systemisches Arbeiten in der Heilpädagogischen Förderung mit dem Pferd dargestellt anhand eines Fallbeispiels. Der Fall Marie. mensch & pferd international 2/10, 63–69

Stolz, I., Tillmann, V.(2017): Verbesserung der psychosozialen Kompetenzen von Kindern und Jugendlichen mit sozial-emotionalem Förderbedarf durch Heilpädagogische Förderung mit dem Pferd. mensch & pferd international 3, 84–97

Tausch, A.-M., Tausch, R. (1991): Erziehungspsychologie. Begegnung von Person zu Person. 10. Aufl. Hogrefe, Göttingen

Todd, S. (2015): Eine eigene Welt. Kommode, Zürich

Topal, J., Miklosi, A., Csanyi, V., Doka, J. (1998): Attachment Behavior in Dogs. A New Application of Ainsworth`s Strange Situation Test. Journal of Comparative Psychology 112, 219–229

Urmoneit, I. (2017): Die Bedeutung neurobiologischer Erkenntnisse für die Interventionsgestaltung in der Heilpädagogischen Förderung mit dem Pferd am Beispiel des motivatonalen Systems. mensch & pferd international 1, 4–15

Varel, F. (2015): Praxistipp: Wie TEACCHt man mit dem Pferd? mensch & pferd international 4, 160–162

Vernooij, M.A., Schneider, S. (2013): Handbuch der Tiergestützten Intervention. Grundlagen – Konzepte – Praxisfelder. Quelle & Meyer, Wiebelsheim

von Auer, K., Bohus, M. (2017): Interaktives Skillstraining für Jugendliche mit Problemen der Gefühlsregulation (DBT-A). Schattauer, Stuttgart von Gontard, A. (2009): Enuresis (Leitfaden Kinder- und Jugendpsychotherapie). 2. Aufl. Hogrefe, Göttingen

von Gontard, A. (2010): Enkopresis (Leitfaden Kinder- und Jugendpsychotherapie). Hogrefe, Göttingen

Wasserman, A. (2004): Terror Attack Victims. The Rehabilitation Process of Post Traumatic Patients with the Aid of a Therapy Dog. People and Animals: A timeless Relationship. Conference Handbook of the 10th International Conference on Human-Animal Interactions (IAHAIO) on Oct. 6th to Oct. 9th 2004 in Glasgow

Westermann, K. (2015a): Die Ausbildungsskala für Therapiepferde. Eine neue Dimension der Partnerschaft von Mensch und Pferd. mensch & pferd international 1, 4–13

Westermann, K. (2015b): Ganz praktisch: Die Ausbildungsskala für Therapiepferde im Alltag. mensch & pferd international 2, 48–57

Wewetzer, G., Wewetzer C. (2014): Ratgeber Zwangsstörungen bei Kindern und Jugendlichen. Hogrefe, Göttingen

Wewetzer, G., Wewetzer, C. (2012): Zwangsstörungen bei Kindern und Jugendlichen. Ein Therapiemanual. Hogrefe, Göttingen

Wigger, M.C. (2011): Der Weg meiner Magersucht. Rothus, Solothurn

Wilson, E.O. (1984): Biophilia. The Human Bond with Other Species. Harvard University Press, Cambridge

Wohlfarth, R., Mutschler, B. (2017): Praxis der hundegestützten Therapie. 2. Aufl. Ernst Reinhardt, München/Basel

Yorke, J., Nugent, W., Strand, E., Bolen, R., New, J., Davis, C. (2013): Equineassisted Therapy and Its Impact on Cortisol Levels of Children and Horses: a Pilot Study and Meta-analysis. Early Child Development and Care, 183 (7), 874–894

Yount, R., Ritchie, E.C., St Laurent, M., Chumley, P., Olmert, M.D. (2013): The Role of Service Dog Training in the Treatment of Combat-Related PTSD. Psychiatric Annals 43 (6), 292–295

Zanarini, M.C., Williams, A.A., Lewis, R.E., Reich, R.B., Vera, S.C., Marino, M.F., Levin, A., Yong, L., Frankenburg, F.R. (1997): Reported Pathological Childhood Experiences Associated with the Development of Borderline Personality Disorder. American Journal of Psychiatry, 154, 1101–1106

Zeitler-Feicht, M.H. (2015): Handbuch Pferdeverhalten. 3. Aufl. Eugen Ulmer, Stuttgart

Anhang

Adressen

Alle nachfolgenden Links wurden zuletzt am 30.01.2018 abgerufen.

Verbände

- **IAHAIO:** Internationaler Dachverband aller Organisationen, die sich mit der Mensch-Tier-Beziehung befassen (www.iahaio.org).
- **ISAAT:** Internationale Gesellschaft für tiergestützte Therapie (www.aat-isaat.org).
- **ESAAT:** Europäischer Dachverband für tiergestützte Therapie (www.esaat.org).
- **GTTA:** Gesellschaft für tiergestützte Therapie und Aktivitäten – Berufsverband in der Schweiz seit 2002 (www.gtta.ch).
- **BTI:** Bundesverband Tiergestützte Intervention e.V. – Berufsverband in Deutschland (www.tiergestuetzte.org).
- **PI:** Berufsverband für Pferdegestützte Interventionen e.V., Schwerpunkt Deutschland mit Landessektionen Schweiz, Österreich und andere angrenzende Länder (www.berufsverband-pi.de).
- **FATP:** Forum der Ausbildungsträger einer Therapie mit dem Pferd (https://forum-atp.eu).
- **FAPP:** Fachgruppe Arbeit mit dem Pferd in der Psychotherapie (www.fapp.net).

Forschung

- **IEMT Schweiz:** Institut für interdisziplinäre Erforschung der Mensch-Tier-Beziehung (www.iemt.ch).

- **GREAT**: German Research Center for Equine Assisted Therapy (www.great-horses.org).
- **Forschungskreis Heimtiere in der Gesellschaft** (www.mensch-heimtier.de).

Ausbildungsinstitute

- Schweiz
  - **F.I.T.T.:** Freiburger Institut für tiergestützte Therapie – ESAAT-zertifiziert (www.tiere-begleiten-leben.ch).
  - **I.E.T.**: Institut für angewandte Ethologie und Tierpsychologie – ISAAT-zertifiziert (www.turner-iet.ch).
  - **SG-TR**: Schweizer Gruppe für Therapeutisches Reiten – Mitglied des FATP (www.sgtr.ch).
  - **PT-CH**: Pferdegestützte Therapie Schweiz (www.pt-ch.ch).
  - **VTHS**: Verein Therapiehunde Schweiz (www.therapiehunde.ch).
  - **ASTAC**: Association Suisse de Thérapie Avec le Cheval (www.therapie-cheval.ch).
- Deutschland
  - **F.I.T.T.**: Freiburger Institut für tiergestützte Therapie – ESAAT-zertifiziert (www.tiere-begleiten-leben.de).
  - **Institut für tiergestützte Förderung**: Fachkraft für tiergestützte Interventionen – ESAAT-zertifiziert (http://tiergestuetzte-foerderung.de/?page_id=34).
  - **animals helping handicapped**: Weiterbildung zur Fachkraft für Tiergestützte Interventionen mit dem Schwerpunkt Heilpädagogik – ESAAT-zertifiziert (www.animals-helping-handicapped.de).
  - **istt – Institut für systemische & tiergestützte Therapie**: Weiterbildung zur Fachkraft für tiergestützte Therapie/Interventionen – ESAAT-zertifiziert (www.istt-nrw.de/berufsbegleitende-ausbildung/).
  - **Institut für soziales Lernen mit Tieren**: Weiterbildung zur „Fachkraft für Tiergestützte Intervention" – ISAAT-zertifiziert (www.lernen-mit-tieren.de).
  - **Alice Salomon Hochschule Berlin:** Berufsbegleitender Zertifikatskurs „Tiergestützt und tiergeschützt" – Tiergestützte Therapie, Pädagogik und Fördermaßnahmen im Sozial- und Gesundheitswesen – ESAAT-zertifiziert (www.ash-berlin.eu/weiterbildung/zentrum-fuer-weiterbildung/kurssuche/einzelansicht-kurs/?atyp=zk&uid=198).

- **Europäische Akademie für bio-psycho-soziale Gesundheit**: In Zusammenarbeit mit der Deutschen Gesellschaft für Naturtherapie, Waldtherapie/Waldmedizin und Green Care, DGN e.V., „TherapeutIn für tiergestützte Therapie im Integrativen Verfahren" (Modul 1–3) – ESAAT-zertifiziert (www.eag-fpi.com/kurzzeitausbildungen/naturnahe-therapieformen/tiergestuetzte-therapie/).
- **Institut Hund-Mensch-Beziehung Sachsen:** Zertifizierter Fachberater für tiergestützte Interventionen – ESAAT-zertifiziert (www.ihmbs.de).
- **ITAT**: Institut für tiergestützte Ausbildung und Therapie – ESAAT-zertifiziert (www.tiergestuetzte-weiterbildung.de/weiterbildungen/).
- **Orenda Ranch:** Ausbildung zum Reittherapeuten – ESAAT-zertifiziert (www.orenda-ranch.com/index.php?page=reittherapeut).
- **Tiere im Einsatz**: „Fachkraft für professionelle tiergestützte Therapie, Pädagogik oder Aktivitäten" – ESAAT-zertifiziert (www.tiere-im-einsatz.de/INS/Weiterbildung-ISAAT/weiterbildung-isaat.html).
- **DKThR**: Deutsches Kuratorium für Therapeutisches Reiten – Mitglied des FATP (www.dkthr.de).
- **Förderkreis Therapeutisches Reiten:** Mitglied des FATP (www.foerderkreis-therapeutisches-reiten.de).
- **IPTh:** Institut für pferdegestützte Therapie Konstanz (www.ipth.de).
- **Münchner Schule für Psychotherapeutisches Reiten** (www.psychotherapeutisches-reiten.de).

- Österreich
  - **Zentrum für tiergestützte Pädagogik Schottenhof**: Integrative Voltigier- und Reitpädagogik – ESAAT-zertifiziert (https://schottenhof.at/ausbildung/integrative-voltigier-und-reitpaedagogik/).
  - **TAT**: Verein Tiere als Therapie – ESAAT-zertifiziert (www.tierealstherapie.at).
  - **OKTR**: Österreichisches Kuratorium für Therapeutisches Reiten – Mitglied des FATP (www.oktr.at).

Zeitschriften

mensch & pferd international: Die Fachzeitschrift für Reitpädagogik, Reittherapie, heilpädagogisches Reiten und Voltigieren, Hippotherapie und Pferdesport für Menschen mit Behinderung – verschiedene Arbeitsfelder verlangen nach jeweils eigenen Methoden und Zielen. Für die Berufsgruppen in diesem stetig wachsenden Arbeitsfeld bringt der Ernst Reinhardt Verlag eine gemeinsame Zeitschrift für Förderung und Therapie mit dem Pferd heraus: „mensch & pferd international – Zeitschrift für Förderung und Therapie mit dem Pferd", vier Ausgaben pro Jahr (www.reinhardt-verlag.de/de/zeitschrift/50040/mensch_und_pferd_international, Zugriff: 30.01.2018).

tiergestützte: Die Fachzeitschrift für das Arbeitsfeld der tiergestützten Interventionen in Therapie, Pädagogik und Förderung. Seit 2010 gibt das Institut für soziales Lernen mit Tieren die Zeitschrift heraus. Es werden Artikel in den folgenden Bereichen publiziert: Wissenschaft und Forschung, Praxis und Psychologie der Mensch-Tier-Beziehung, Tierschutz und aktuelle News aus den Arbeitsbereichen Tiergestützte Therapie, Pädagogik und Fördermaßnahmen. Das Magazin wendet sich an Pädagogen, Therapeuten, Sozialarbeiter, Erzieher, Kranken- und Altenpfleger, die im Bereich der tiergestützten Therapie oder Pädagogik tätig sind, und dient der Vernetzung untereinander. Außerdem werden die Eltern von Kindern mit besonderem Förderbedarf angesprochen – sie sollen durch die Fachzeitschrift tiergestützte einen Überblick über qualifizierte Angebote im Bereich der tiergestützten Therapie und Pädagogik erhalten. Vier Ausgaben pro Jahr (http://lernen-mit-tieren.de/tiergestuetzte-fachzeitschrift-fuer-das-arbeitsfeld-der-tiergestuetzen-interventionen, Zugriff: 30.01.2018).

Anthrozoös (englischsprachig): Ein wichtiges Forum für den akademischen Dialog über die Beziehungen zwischen Mensch und Tier. Eine Fachzeitschrift, die seit ihrer Gründung im Jahr 1987 als Pionier mit einer herausragenden Geschichte auf diesem Gebiet gilt. Die Schlüsselprämisse von Anthrozoös besteht darin, die Eigenschaften und Konsequenzen von Interaktionen und Beziehungen zwischen Menschen und nichtmenschlichen Tieren in so unterschiedlichen Bereichen wie Anthropologie, Ethologie, Medizin, Psychologie, Veterinärmedizin und Zoologie zu behandeln. Die Artikel decken daher die gesamte Bandbreite der Mensch-Tier-Beziehungen ab, von ihrer Behandlung in den Geisteswissenschaften bis hin zu Verhaltens-, Biologie-, Sozial- und Gesundheitswissenschaften. Vier Ausgaben pro Jahr (www.tandfonline.com/toc/rfan20/current, Zugriff: 30.01.2018).

Sachregister

Leseprobe

Leseprobe aus

Karin Hediger / Roswitha Zink:
Pferdegestützte Traumatherapie

Wirkmechanismen und Effekte pferdegestützter Traumatherapie

Fallbeispiel

Tamino kennt und mag Hannah bald, obwohl sie seine Persönlichkeit anfangs kaum wahrnimmt. Sie sieht eher seine Rolle als Pferd und verherrlicht ihn als „besseren Menschen". Seinem Gemüt entsprechend widerspricht Tamino Hannah kaum und geht auf ihre Wünsche ein. In der Bodenarbeit jedoch spürt man durchaus verdeckten Unmut bei Tamino. Er äußert sich mit engen Nüstern und unruhigem Kopf. Hannah fällt es schwer, einfach mit Tamino zu spazieren, ohne etwas von ihm zu wollen. Tamino seinerseits tut sich dann schwer mit den vielen Befehlen, die auf ihn einwirken. Doch er passt sich an und Hannah entspannt sich zunehmend. Die Interaktion und die Beziehung werden Stück für Stück harmonischer.

Mit der Zeit beginnt Tamino die Beziehung sanft zu testen. Hannah erträgt das bei Tamino viel früher als dies bei einem Menschen der Fall wäre. Es sind kurze, feine und fast unmerkliche Momente, in denen sie vom Boden aus zusammenarbeiten und er aus der Bindung zurückweicht und sich Hannahs Bauchdecke anspannt. Diese feinen Fehlabstimmungen helfen Hannah, ihre Fähigkeiten zu erweitern, sich auf jemanden einzulassen, eine Balance zwischen Geben und Nehmen zu finden. Wenn Hannah auf Taminos Rücken sitzt, verhält sich Tamino aber immer verantwortungsvoll und trägt sie sicher. Hier sind seine Bewegungen und Handlungen vorhersagbar. Er lässt diese großteils von Hannah selbst bewirken.

An dieser Stelle soll diskutiert werden, weshalb es sich lohnen kann, ein Pferd in die traumatherapeutische Arbeit zu integrieren. Viele der Einflüsse eines Pferdes auf den Therapieprozess sind dabei nicht spezifisch für die Arbeit mit traumatisierten Menschen. Sie treten vielmehr in allen therapeutischen Kontexten auf. Auch sind viele der Effekte nicht spezifisch für das Pferd, sondern treten ebenso auf, wenn andere Tiere in den therapeutischen Prozess einbezogen werden. Dennoch hat das Pferd gewisse Alleinstellungsmerkmale, die es im therapeutischen Einsatz gegenüber anderen Tieren auszeichnet. Im Folgenden stellen wir in einem ersten Schritt tierart-unspezifische Effekte dar, bevor wir in einem zweiten Schritt auf pferdespezifische Effekte eingehen. So versuchen wir Schritt für Schritt herauszuarbeiten, weshalb gerade Pferde für die Arbeit mit traumatisierten Menschen hilfreich sind.

Die folgenden Ausführungen stellen keine abschließende Aufzählung dar. Sie basieren auf einer Zusammenstellung von in der Literatur beschriebenen Wirkweisen (beispielsweise Kendall et al. 2014) sowie unseren eigenen praktischen Erfahrungen, die wir versucht haben entlang unseres therapeutischen Handelns zu kategorisieren. Der Großteil der beschriebenen Effekte wird durch die Forschung gestützt, aber noch sind viele der Mechanismen nicht wissenschaftlich untersucht.

5.1 Tierart-unspezifische Wirkmechanismen

Notizen aus Hannahs Heft

„Tamino, ich finde du bist sooo besonders! Noch nie hat